MANIÈRE

D'ALLAITER LES ENFANS

A LA MAIN

AU DÉFAUT DE NOURRICES.

[illegible]

[illegible]

[illegible]

[illegible]

MANIÈRE

D'ALLAITER LES ENFANS

A LA MAIN

AU DÉFAUT DE NOURRICES.

Traduit de l'Italien de M. BALDINI;

PAR M***.

AVEC FIGURES.

PRIX 36 f. broché, franc de port par la Poste dans tout le Royaume. On affranchit l'argent & la lettre d'avis.

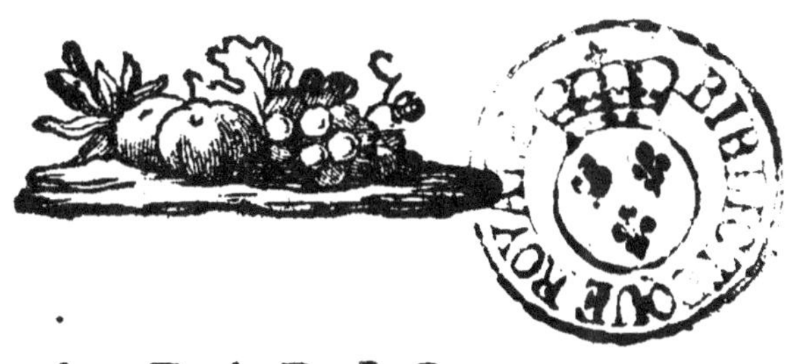

A PARIS,

CHEZ BUISSON, Libraire, Hôtel de Mesgrigny, rue des Poitevins, N°. 13.

M. DCC. LXXXVI.

Avec Approbation & Permission.

AVERTISSEMENT

DU LIBRAIRE.

JE cherchois un homme inſtruit qui voulût bien conſacrer quelques jours à l'examen & à la traduction de ce petit Ouvrage, lorſque j'appris qu'il s'en étoit fait quelques extraits. L'Auteur m'ayant été nommé, je lui demandai s'il avoit le tems de m'obliger, en ſuppoſant qu'il eût trouvé tout l'Ouvrage auſſi digne de l'impreſſion que pluſieurs Perſonnes me l'avoient dit : voici la réponſe que M. Lefebvre de Villebrune me fit; elle tiendra lieu de Préface.

« Vous me demandez, Monſieur, ce que je penſe de l'Ouvrage de M. Baldini, & s'il peut être d'une utilité réelle? Si je l'avois cru même indifférent, je ne m'en ferois pas occupé. Tout n'y eſt cependant pas neuf ; mais tout y eſt bien dit. D'ailleurs les bonnes choſes ſe répètent toujours avec quelque avantage. Les extraits dont on vous a parlé, avoient été faits pour une Dame de qualité, qui voulant remplir le devoir de mère, craignoit en même-tems ne pas arriver avec ſuccès au terme de ſa nourriture, vu la délicateſſe de ſa conſtitution. Je crus n'avoir pas de meilleurs avis à lui donner que ceux que me préſentoit en partie ce petit Livre. Les avis ne déplurent pas à des gens éclairés : & je fus flatté de n'être pas inutile parmi le grand nombre des gens oiſifs de notre Capitale. Le Chapitre où l'Auteur parle des maladies de l'enfance, paroîtroit un peu foible ſi on ne l'enviſageoit dans le but de l'Auteur, qui ne s'y eſt propoſé que de conſidérer le lait comme médicament; ainſi, très-borné dans ſes rapports & ſon application. On ſuppléera à ce qu'il a omis ſur ces maladies par les Traités de Harris, Roſeen, Armſtrong, & de M. Underwood dont l'Ouvrage Anglois m'occupe actuellement. Je me ſuis contenté de les citer deux ou trois fois. Je remarque ſur-tout dans M. Baldini un bon eſprit, ce qui eſt fort rare aujourd'hui parmi nos gens à prétentions. Il a dédié ſon Ouvrage à la Reine de Naples : vous offrirez le mien à toutes nos femmes raiſonnables. C'eſt au moins quelque choſe que d'avoir deux ou trois bonnes têtes de ſon côté : le reſte ſuivra leur exemple, ſi le bon ſens ſe mêle de la partie. Je dirai mon ſentiment avec liberté fur quelques paffages. L'avis de l'Auteur vaudra peut-être mieux que le mien : tant mieux. Dans l'empire de l'opinion, celui qui fe trompe le moins doit avoir raifon. Rien d'abfolu dans l'Univers. L'expérience eft le puits où chacun va chercher la vérité : heureux qui la trouve. Notre Auteur l'a avantageufement entrevue fous plufieurs rapports. Faites donc imprimer, puifqu'on vous le confeille. J'ai traduit les chofes, & non les mots ».

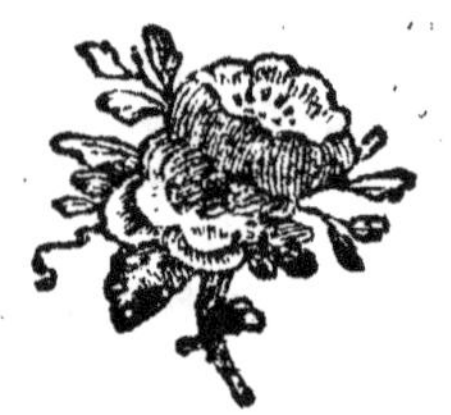

LE peu de soin que je vois prendre, en général, de l'éducation physique des enfans, & particulièrement dans la manière de les allaiter, m'a paru être la source funeste des maux sans nombre auxquels ils sont exposés par la suite, tant pour le physique que pour le moral. On ne peut, en vérité, concevoir comment l'abus de la raison a pu dépraver dans l'homme cet instinct naturel que la brute n'a jamais méconnu à l'égard de ses petits : & c'est cependant cet homme qui se croit si fort au-dessus de l'animal, dont l'exemple le rappelle sans cesse au cri de la Nature, à la voix de la raison. Mais non ! l'homme a cru qu'il étoit peu important pour lui d'élever lui-même ses enfans. Cette malheureuse indifférence fait difparoître tous les ans des milliers d'enfans, en réduit d'autres à un état trifte & languiffant ; & caufe ainfi plus de dommage aux différens Etats de l'Europe, que tous les maux qui affiègent continuellement l'humanité.

Comme je me propofai il y a long-tems de faire fur cet objet toutes les recherches, & les obfervations les plus conformes à fon importance, j'ai remarqué que, prefque toutes les infirmités, tous les maux dont les enfans font affligés, étoient dûs aux Nourrices (1) auxquelles on les abandonne fi aveuglément. Pour remédier à ce défordre, j'ai cru devoir me faire une efpèce de ta-

______

(1) Lock, Lieutaud, Rouffeau, Linnée, ont beaucoup écrit fur ce fujet : je dois à leurs Ouvrages des connoiffances préliminaires qui m'ont été utiles.

bleau qui me préfentât par ordre
la réalité de mes différens fuccès.
Mon but étoit de propofer aux
mères qui ne veulent, ou ne peuvent nourrir, un plan régulier
pour allaiter les enfans à la main ;
plan que j'ai effayé le plus utile-
ment, fans avoir befoin de Nourrices. En conféquence, je divife
cet Ouvrage en fix Chapitres.

Dans le premier, je parlerai de
la néceffité d'allaiter les enfans.

Dans le fecond, je prouverai
aux mères l'obligation où elles
font d'allaiter elles-mêmes.

Dans le troifième, j'expoferai
les funeftes conféquences qui réfultent de la confiance qu'elles
ont dans les femmes à qui elles
abandonnent leurs enfans pour les
nourrir.

Dans le quatrième, je traiterai
de la manière d'allaiter les enfans
à la main.

Dans le cinquième, je marquerai les différences du régime laiteux propre aux différens tempéramens.

Dans le sixième, je parlerai du lait des animaux comme remède applicable aux maladies des enfans.

Si je remplis ma tâche avec la clarté & la précision que mérite un sujet aussi intéressant, j'oserai me flatter d'avoir donné une preuve éclatante de mon zèle pour la conservation de mes semblables.

E R R A T U M.

Page 24, ligne 8, *lisez* : au point que cela est suivi.

DE

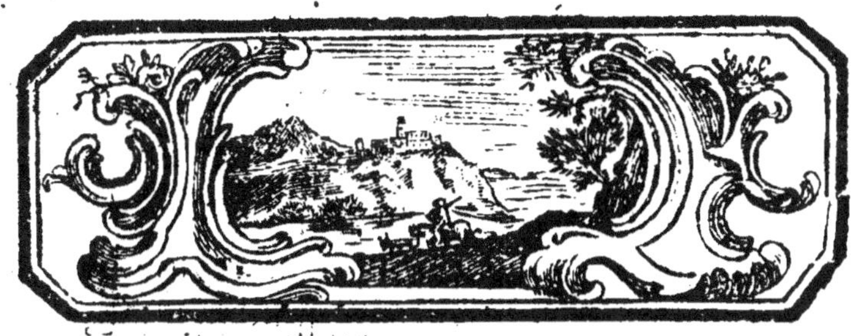

DE LA MANIÈRE
D'ALLAITER LES ENFANS
A LA MAIN.

CHAPITRE PREMIER.

DE la néceſſité d'allaiter les Enfans.

§. I. Pendant que le tendre embryon eſt renfermé dans la matrice, les humeurs préparées par la faculté vitale de la mère le (1) nourriſſent : un corps

______

(1) L'Auteur prend ſans doute ici le mot *nourrir*, dans le ſens de *s'accroître*, ſe

A

auffi foiblement organifé que celui d'un fétus ne pourroit, en effet, fe préparer lui-même un aliment approprié à fa délicateffe, avec des fubftances moins affimilées à fon tempéramment. Dès qu'il eft forti du fein de fa mère, il a befoin d'une nourriture préparée d'avance dans le corps d'un animal fain. Tel eft le lait, qui fournit le premier aliment au nourriffon. Un aliment plus folide, plus compacte, capable par conféquent de lui furcharger l'eftomac, ne conviendroit fans doute pas à ces corps délicats, dont les vifcères ne font pas affez robuftes pour en faire la digeftion. Du refte, il eft fort difficile d'expliquer

---

former. Il eft plus que probable que le fétus ne prend aucune nourriture par la bouche. Au refte, cette queftion eft encore indécife pour plufieurs Phyfiologiftes : je tiens pour la négative. L.

comment toutes les parties du corps d'un enfant prennent chacune leur accroiffement, leurs forces, leurs dimenfions, leur grandeur & groffeur refpectives, au moyen d'un feul aliment, tandis qu'elles font enfuite d'une nature & d'un caractère fi diffemblable. Nous ne comprenons pas mieux comment les humeurs fi différentes, qui dérivent de ce feul aliment, prennent ce caractère qui leur eft propre, en paffant par des couloirs particuliers. Entreprendre de jetter quelque jour fur ces queftions obfcures, ce feroit entrer dans des difcuffions phyfiologiques. Il faudroit développer les loix, les rapports des opérations que pratique la nature dans ces phénomènes prefque inexplicables. Mais je fortirois de mon fujet : ainfi laiffons cela de côté.

§. II. Tout enfant doit donc être d'abord nourri avec du lait. C'eft pour-

quoi nous voyons les mammelles des
femmes groffes fe gonfler de plus en plus
à mefure que l'embryon approche du
terme de fa maturité. Ce plus grand
volume du fein vient du lait qui les
gorge ; tant la nature eft attentive à la
confervation de l'enfant qui va naître.
Au moyen des différentes altérations
que le lait fubit dans l'eftomac & le duo-
denum de l'enfant, le chyle s'en fépare :
puis paffant par les vaiffeaux lactés,
& de-là dans le canal thorachique, il
fe jette dans les vaiffeaux fanguins,
où fe mêlant avec la maffe du fang,
il le nourrit, le reftaure. C'eft auffi par
ces moyens que fe produit (1) le fluide

---

(1) On pourroit propofer ici une queftion,
dont la difcuffion ne feroit pas inutile.
— *Quelle eft la nature de ce fluide nutritif ?*
S'il étoit permis de fe livrer à des fpécu-
lations fondées fur plufieurs faits, pris des

nutritif deftiné à nourrir les parties folides. Pour cet effet, la nature a def-

---

trois règnes de la nature, on avanceroit je
crois, fans erreur, que le premier des principes de la nutrition, & celui même auquel
tous les autres font fubordonnés, eft un
acide, & peut-être même cet acide igné,
répandu dans toute la nature. Cet agent
combiné en certaine proportion avec les autres mixtes qui entrent daus la nature du
lait ou du chyle, tels que le fel, une terre
calcaire, un mucilage, certaine portion de
l'efprit recteur óu balfamique, des différentes fubftances qui fe combinent : cet agent,
dis-je, tend de lui-même à tout affimiler
dans cette combinaifon. L'action des folides
qui frappent fans ceffe les fluides, applique
fur les différens organes les molécules qui
leur font propres, (lorfque la nature en a
fait la fécrétion par les couloirs convena-
bles) foit par compreffion, foit par intuf-
fufception. Tant que cet acide, dont la nature eft néceffairement modifiée dans le
mixte, refte en jufte proportion, l'accroif-

tiné certains vaiffeaux à charier aux parties folides le fuc reftauratif & nour-

---

fement doit fe faire d'une manière régulière & conforme au but de la nature. Toutes les parties de l'enfant fe forment exactement : il devient fort, eft d'une humeur gaie, donne les plus belles efpérances. Mais que cet acide prédomine : auffi-tôt il s'exalte, altère les qualités des autres principes trop foumis à fon activité, & produit la plus vicieufe conformation, tant extérieure, qu'intrinfèque dans les organes. De-là nombre de maux accablent le corps : les os ou fe déjettent, caffant comme le verre, ou fe tuméfient avec une extrême porofité, n'ont plus de confiftance, ou fe ramolliffent entièrement, comme il eft même arrivé à plufieurs adultes. Les vifcères s'obftruent, fe gonflent ; les vaiffeaux s'engorgent : & quelle en doit être la conféquence ? la mort, ou un état malheureux. Tels font ordinairement les effets d'une furabondance de principe acide dans le lait. Que ne doit-on pas craindre de cette funcfte bouillie faite de

ricier. Du nombre de ces vaisseaux sont
les lymphatiques dont les ramifications

farine non-fermentée, & dont le principe
acide, réuni à celui du lait, fermente nécesⁱ
fairement dans le corps ! L'odeur aigre &
rebutante des selles & des rots des enfans,
en sont une preuve bien suffisante ; mais
le défaut d'acide dans un lait trop gras,
trop dense, tire aussi à d'autres conséquen-
tes dangereuses. On voit donc combien il
faut être attentif à la nature du lait, puis-
que c'est des principes qui le composent,
que tous nos organes sont formés, & qu'il
n'y a de développement, ni d'accroissement
dans le corps, & peut être même dans aucun corps, qu'en vertu du principe acide
qui en réduit & assimile les molécules. Les
absorbans qui deviennent si utiles aux enfans, ne sont tels que par leur juste com-
binaison avec l'acide dont les intestins des
enfans sont toujours remplis, soit directement par l'intromission du lait, soit par les
sécrétions internes. En général, on peut as-
surer que c'est d'un acide surabondant &

infinies portent l'humeur qui arrose tout l'intérieur du corps.

§. III. Cette matière, ou substance nutritive, s'incorpore avec les parties solides, moyennant une attraction réciproque. Voilà pourquoi l'accroisse-ment devient plus grand, à mesure que la nutrition se fait plus abondamment: mais cette nutrition, d'où dépend l'accroissement du corps des enfans, est sujette à varier beaucoup dans ses progrès & ses effets, tant par des causes internes, que par des causes externes. En effet, comme les constitutions des enfans sont infiniment variées, de même aussi ne prennent-ils pas le même accroissement: nous ne devons donc pas

cacochyme, que viennent toutes les maladies externes ou internes des enfans; comme la plupart de celles des adultes, de l'altéra-tion, ou de la surabondance de la bile. L.

être furpris de voir certains enfans ac-
quérir beaucoup plus de maffe que les
autres , & croître en quelques mois
au point de paroître plus âgés qu'ils
ne font. Mais, d'un autre côté , l'air
étant le principal agent d'où dépend
la vie animale de l'efpèce humaine ,
on voit clairement que les différentes
qualités plus ou moins falubres de l'air,
doivent auffi produire fur le corps des
enfans différentes altérations ; & par
conféquent donner quelquefois lieu à
certaines maladies qui femblent dépen-
dre d'une tout autre caufe.

§. IV. L'augmentation du corps des
enfans fera donc plus grande à proportion qu'ils prendront mieux nourriture.
Or, cet effet-ci aura toujours lieu en
proportion de la quantité d'humeur nutritive qui s'incorporera avec les parties,
tant folides, que fluides. La meilleure
nourriture que puiffe prendre un en-

fant, eſt donc le lait maternel : car, en le ſuçant, l'enfant reçoit immédiatement de la mammelle de ſa mère toutes les qualités bienfaiſantes qui y ſont, ſans qu'il ſe faſſe aucune déperdition de ces (1) eſprits qui y ſont préparés par la Nature dans le dernier degré de perfection.

§. V. La plupart des (2) Chymiſtes

---

(1) C'eſt ſur-tout dans ce principe extrêmement volatil que conſiſte la vraie qualité nutritive du lait. C'eſt auſſi en vertu d'un ſemblable principe volatil, & qui frappe agréablement l'odorat, que le bouillon de viande eſt beaucoup plus nutritif dans le moment où il eſt tiré du pot, que le lendemain, ou lorſqu'il a été refroidi. On voit donc combien il eſt avantageux pour un enfant, de prendre le lait au ſein même. L.

(2) Il faut bien ſe garder de juger du lait par les analyſes chymiques. Ces analy-

confidèrent le lait comme une liqueur de la même nature que le chyle : car ils en extraient deux fubftances prefque de la même nature. L'une & l'autre font d'un blanc mat, femblable à celui d'une émulfion , & compofée d'une matière huileufe extrêmement divifée & fuf-

---

fes dénaturent toujours plus ou moins les fubftances. La Chymie eft encore une fcience purement conjecturale , qui marche fans principes certains , & qui jufqu'ici n'a même pu fuivre aucun ordre conftant, parce qu'elle n'a pas de données fuffifantes. Toutes fes opérations ne font que des hafards qui font voir aujourd'hui ce qu'on cherchera en vain demain : auffi n'y a-t-il pas de Livres où il y ait autant d'affertions contradictoires que dans ceux des Chymiftes. Jugeons donc du lait par fes effets, & non par des analyfes qui nous préfentent des fubftances que la nature y méconnoît. Aucun principe n'y doit prédominer, comme dit fort bien l'Auteur. L.

pendue dans le fluide. D'ailleurs on ne
remarque dans le lait, récemment tiré
de la mammelle, ni ſaveur piquante, ni
rien qui tienne de l'acide ou de l'al-
kali. Quelle que ſoit la variété des
alimens qu'ait pris une femme, &
dont le lait ſe ſoit formé, ils ſont
cependant combinés entr'eux de manière qu'on n'y ſent aucun principe en
particulier. L'altération ſpontanée qu'il
ſubit ordinairement, ne vient que d'un
mouvement fermentatif, occaſionné par
le dégagement de l'acide qui ſe déve-
loppe, & qui juſques-là ne s'étoit point
fait ſentir. Or, ceci marque que le lait
tend à la (1) putréfaction.

---

(1) Dès qu'un principe fait départ &
prédomine dans un mixte, dit Hypocrate,
le mixte ſe décompoſe, & les principes
s'abandonnent réciproquement pour aller
former d'autres combinaiſons. Ce principe

§. VI. Telle eſt donc la nature du lait ; il tient un milieu entre le ſang & le chyle. En l'inſtillant dans l'œil, il ne doit donner aucun indice de principe acrimonieux. Cependant il faut prendre le lait d'une femme jeune, robuſte, gaie, vive, & qui ſe ſoit toujours bien conduite pour le moral & le phyſique. Auſſi les Anciens étoient-ils très-attentifs à ne faire prendre aux enfans que le lait d'une Nourrice d'une forte conſtitution.

---

acide du lait livré à lui-même, éprouve bientôt un mouvement inteſtin qui le dénature, le rend acrimonieux. Le ſel qu'il contient tendant enfin à l'alkaleſcence, la fermentation putride doit en être le prompt effet : mais ce qui a lieu hors du corps, y arrive intérieurement & avec encore plus de rapidité. Delà les maladies éruptives des enfans ; les fièvres miliaires, pourprées ; les affections cutanées les plus opiniâtres ; la tumeur & l'inflammation des glandes, &c. L.

Capivacci nous apprend qu'il n'a confervé la vie à un fils unique, feul rejeton d'une illuftre famille, qu'en faifant toujours tenir près de l'enfant deux femmes à la fleur de leur âge, & dont il tiroit alternativement le lait. Forêt (1) nous dit qu'un jeune homme attaqué de marafme, fe tira de fon trifte état, en tirant le lait d'une nourrice jeune & bien portante.

Parmi les Sauvages du Canada, les femmes n'ayant pas affez de lait pour nourrir leurs enfans, y fuppléent avec une efpèce de (2) bouillie, faite de farine & de lait, prefque au moment de

(1) *Obfervat. & Curat. Medic. & Chirurg.* Lib. IV.

(2) Nos femmes font moins excufables que ces Sauvages, qui n'ont point les reffources qu'on peut trouver dans nos Etats civilifés. Quand quittera-t-on cette funefte bouillie, qui a tué tant d'enfans ? L.

la naiſſance : mais cet aliment ne peut leur être que préjudiciable ; l'eſtomac & les inteſtins de ces tendres ſujets étant incapables de digérer une telle nourriture. Voilà pourquoi les enfans y ſont ſouvent pris d'indigeſtions, ſelon le (1) rapport de différens Voyageurs véridiques.

Il en eſt de même de la pannade, que quelques-unes de nos femmes d'Italie ont coutume de donner à leurs enfans pendant les premiers mois : elle eſt faite de pain, d'huile, de laurier ; ce qui devient une eſpèce de ſubſtance gommeuſe, qui doit infailliblement boucher & obſtruer les glandes méſa-raïques. De-là réſultent les convulſions dont ces enfans ſont attaqués. C'eſt encore un grand abus que de donner aux

______

(1) Voyez Dampier. T. V. Mandeſlo, T. II. Thevenot, T. III.

nouveaux nés des fucreries ; car ces
fubftances font la plus vive impreſſion
fur leurs viſcères, & les mettent fouvent dans un état convulfif. C'eſt pour
cette raiſon qu'Etmuller penſoit que
tout ce qu'on peut appeller confiture,
faiſoit beaucoup de mal aux enfans : il
croyoit que ces fubſtances troubloient
la bile par leur acidité volatile; la met-
toit dans une orgaſme extraordinaire,
& altéroient par conféquent (1) le
lait.

---

(1) *Oper. omn. medic.* T. II.

CHAPITRE II.

DE *l'obligation où font les Mères d'allaiter elles-mêmes leurs enfans.*

§. I. JE ne vois pas d'où vient la folie des mères, qui, avec du bien & toutes leurs aifes, fe refufent à nourrir leurs enfans. Fières de perpétuer leur lignée & la gloire d'une famille illuf- tre, par leurs enfans, elles ont d'un autre côté affez peu de fentiment pour fouffrir que ces enfans prennent avec le lait (1) le caractère & le naturel

____

(1) Cette affertion de l'Auteur eft un peu légère. Quelqu'influence que puiffe avoir le lait fur l'enfant dont il conftitue les orga- nes, nombre d'expériences ont prouvé que des enfans n'ont rien tenu du caractère de

des gens de bas étage auxquels elles
les abandonnent. Pourquoi donc fe-
roient-elles étonnées que ces enfans
n'aient pas pour elles par la fuite les
égards qu'ils leur doivent? C'est cependant ce qui doit d'abord réfulter de
cette conduite. Nos anciennes dames
ne fe comportoient pas ainfi : fières de
la naiffance de leurs enfans, elles fe
feroient crues indignes de les avoir
produits, fi elles ne les avoient pas
allaités, & mérité ainfi, avec juftice,
le doux nom de mère, qui n'eft prefque plus qu'un nom emprunté parmi

---

leur Nourrice. L'Auteur nie auffi cette influence de la part du lait des animaux. *Voy.*
fon Chap. IV. Je ne répéterai pas ce que
plufieurs Écrivains, & bons obfervateurs,
ont dit pour foutenir la négative. Je me
contenterai de la croire bien fondée. Quelques cas particuliers ne font pas loi. La
prudence n'eft cependant pas défendue. L.

noŝ femmes. Il ſuffit d'ouvrir l'Hiſtoire pour en être convaincu.

§. II. Voilà pourquoi une femme étoit d'autant plus eſtimée en Grèce, lorſqu'elle nourriſſoit elle-même ; tandis que celles qui allaitoient les enfans d'autrui, étoient regardées comme des femmes viles & mercenaires. Une femme Grecque étant traduite en Juſtice, parce qu'elle allaitoit un enfant qui ne lui appartenoit pas, elle donna pour excuſe la faim qui l'avoit réduite à cette triſte néceſſité. Si nous voyons dans les tragédies grecques des Perſonnages qui jouent le rôle de Nourrice, il ne faut pas croire que ce ſont celles qui ont nourri le Héros ou l'Héroïne de la pièce ; car toutes les femmes à qui l'on confioit le ſoin des enfans de qualité, s'appelloient indifféremment *Nourrices.*

§. III. Les dames Romaines ſuivirent en ceci l'exemple des femmes

Grecques, comme en toute autre chofe. Perfuadées qu'il y a les plus grands
avantages à nourrir, elles obfervèrent le
plus exactement cette obligation, ce
devoir facré prefcrit par la Nature.
Tacite nous apprend que toute femme, à Rome, étoit obligée de nourrir
fes enfans : c'eft ce que prouvent les
reproches que Céfar fit à certaines femmes qui avoient *vendu leur lait à prix
d'argent*. Au lieu d'enfans, leur difoit-
il, vous n'avez dans les bras que des
finges. Il ne doit donc pas paroître
étrange que Flaccilla, époufe de Théo-
dofe, ait elle-même nourri Honorius ;
ni que Cornelie ait nourri tous les
Graques fes enfans. Je pourrois en citer ici nombre d'autres, qui ont rempli, avec les plus grands avantages, les
devoirs honorables de mère & de nourrices, même dans des tems moins éloignés du nôtre.

§. IV. Telle étoit auſſi la coutume des anciens Peuples de la Germanie, au rapport de Tacite. Voilà auſſi pourquoi ces Peuples devinrent ſi forts, ſi robuſtes, & la terreur de toute l'Europe. Cet uſage eſt encore celui de pluſieurs Nations entières, où il s'eſt pratiqué le plus rigoureuſement. L'Hiſtoire nous apprend qu'à la Chine aucune femme ne peut être admiſe à un emploi conſidérable, ſi auparavant elle n'a elle-même allaité tous ſes enfans : & une femme qui n'y a pas rempli ce devoir, eſt plutôt comptée dans la claſſe des courtiſannes, que dans celle des femmes honnêtes.

§. V. Les Georgiens ſe conduiſent en ceci comme les Chinois. Nous apprenons des Voyageurs, que toutes les Georgiennes allaitent leurs propres enfans. De-là vient cette beauté ſi ſéduiſante qu'on remarque dans ces femmes :

à l'âge même de quarante ans, elles inspirent l'amour le plus vif aux Européens qui se trouvent avec elles. Les hommes, quoiqu'avec une manière de vivre laborieuse, & même très-pénible, y sont, dans un Pays très-chaud, de la plus haute stature, bien faits, & surpassent ceux des climats plus tempérés.

§. VI. Les femmes riches, ou aisées, ne devroient donc pas hésiter un seul instant à s'assujettir à l'allaitation, enconsidérant les avantages qui en résultent pour elles & pour leurs enfans. En effet, quelle douce satisfaction n'éprouve pas celle qui remplit ce devoir sacré de son état ! quelle tendresse pour un enfant qu'elle a toujours eu près de son sein, dans ce tendre âge ! quel plus doux aspect pour une mère sensible, que celui de voir sa famille s'animer, se perpétuer sous ses yeux par son propre sang, tandis que la Nature jouit de tous les droits qu'elle a ! M. Aurèle (1) difoit, fort bien, qu'une femme pouvoit avec droit s'appeller mère, lorfqu'elle avoit nourri fon enfant de fon lait. On voit auffi dans Aulugelle ce que les Anciens penfoient à cet égard, Liv. XII. Ch. I.

§. VII. Mais les femmes qui ont de la fortune, & même feulement un état aifé, devroient fentir aujourd'hui plus que jamais, combien il eft important pour elles-mêmes d'allaiter leurs enfans. Celles qui ne nourriffent point ont des lochies beaucoup plus abondantes, après avoir été obligées de refouler le lait. Cet inconvénient leur dure quelquefois quarante jours. A cela fuccèdent fouvent des fleurs (2) blan-

------

(1) Voyez Ambroife Paré, p. 360.

(2) Cette réflexion de l'Auteur mérite la plus grande attention. Les fleurs blanches qui minent tant de femmes, oifives fur-tout;

ches , occafionnées & perpétuées par l'engorgement de l'utérus , qui d'ailleurs n'a plus le ton néceffaire pour s'acquitter de fes fonctions naturelles. Dans d'autres femmes, ce font les glandes du fein qui s'engorgent , fe durciffent, deviennent ulcéreufes, & quelquefois skirreufes, au point d'être fuivies des plus funeftes (1) conféquences?

---

dans les grandes Villes , deviennent quelquefois fi acrimonieufes lorfqu'elles ont le lait fupprimé pour caufe, qu'il n'eft pas rare de les voir fuivies d'affections ulcéreufes les plus critiques. L.

(1) L'Auteur pouvoit fans doute faire ici le détail le plus étendu fur les fuites funeftes , occafionnées par la réfidence du lait dans le fein. Je dirai feulement que j'ai vu plus de quarante femmes qui ont eu le fein prefque dévoré par des ulcères laiteux, & qu'on a eu bien de la peine à guérir. Une , entr'autres , en eut les mufcles de la poi -

En

En outre, la répercuſſion du lait qui ſe jette preſque dans toutes les parties du corps, même les plus éloignées du centre, donne peut-être lieu par la ſuite à tant de fauſſes-couches, dont on cherche en vain la cauſe ; à tant d'accouchemens trop hâtifs, & deſquels il ne réſulte que des enfans foibles, malingres, & qui vivent aſſez rarement quelques années. Or ces inconvéniens ſont aujourd'hui très-fréquens.

En vain le Médecin emploie-t-il toutes les reſſources de l'Art & de l'expérience pour guérir nombre de ces maladies réſultantes de la non-lactation : la Nature opprimée revendique toujours ſes droits ; & la plupart des femmes

---

trine rongés en partie, & fut pendant preſque trois ans dans un état déſeſpéré. On ſait auſſi que la folie ſurvient aſſez ſouvent au tranſport du lait au cerveau. L.

B

ne guériſſent réellement qu'en prenant le parti d'allaiter, ſoit leurs enfans, ſoit ceux d'autrui. Morton (1) nous dit que pluſieurs femmes nſenacées de phthiſie pulmonaire, n'ont échappé au danger qu'en allaitant. J'ai vu une Dame de qualité attaquée de cachexie, à la ſuite d'un lait répercuté; d'autres femmes, parmi le vulgaire, attaquées de ſcorbut, & qui ſe ſont rétablies en allaitant les nourriſſons qu'on leur confia.

On doit ſur-tout remarquer ici avec (2) Ballexſerd, que s'il meurt beaucoup de femmes pendant la groſſeſſe, dans l'accouchement, on en voit au contraire très-peu mourir pendant qu'elles allaitent.

---

(1) Dans ſon Traité *de la Phthiſie*, p. 25. Genev. 1696.

(2) Diſſertation ſur l'éducation phyſique des enfans.

§. VIII. Si les femmes s'imaginent conferver mieux leur fraîcheur & leurs attraits en n'allaitant point, elles s'abufent étrangement. Car, rien de plus ordinaire que de voir fe faner en trois ou quatre ans une jeune femme qui ne nourrit pas, & qui répercute ainfi forcément fon lait. A cet égard feul, les femmes ont donc le plus grand intérêt d'allaiter, afin de fe tenir en garde contre tant d'agens deftructeurs, qui font fi promptement difparoître leurs attraits. L'expérience prouve, au contraire, que celles qui nourriffent confervent beaucoup plus long-tems leur fraîcheur (1) & l'éclat de leur carnation.

---

(1) *Aet. Tetrab. IV. Serm. IV.* — Haller. *Difput. ad morb. Hiftor. & Curat. T. III.*

CHAPITRE III.

Des dangereuses conséquences qui résultent de faire allaiter des enfans par des Nourrices.

§. I. Parmi tant de milliers d'hommes qui peuplent les grandes Capitales (1) de l'Europe, ce sont particuliérement les familles riches qui dégénèrent plutôt que celles des pauvres. L'espèce est en général abâtardie parmi ces gens aisés : on remarque en eux une extrême indolence, un esprit lourd, un caractère peu décidé, des corps foibles, délicats, incapables d'aucun travail. Il sembleroit même que la Nature eût voulu leur re-

____

(1) L'Auteur parle ici de Naples particulièrement. L.

fuſer les forces néceſſaires pour ſoutenir les plaiſirs, qui ne tardent pas à les uſer. Enfin, un grand nombre de re-jetons périſſent dans ces familles, peu de tems après avoir vu le jour.

§. II. On dira, peut-être, que cela vient de ce que la texture de leurs corps eſt différente de celle des autres claſſes de la Société ; que la Nature les a for-més d'une autre pâte plus délicate ; qu'en conféquence les impreſſions externes font ſur eux le même effet que le vent ſur un frêle roſeau qu'il fait trembler au moindre ſouffle, ou que l'haleine ſur une glace bien nette. Quelle que ſoit la cauſe de leur délicateſſe, il eſt certain que la Nature eſt ſi attentive, ſi induſtrieuſe à former les corps hu-mains, qu'elle nous fait voir dans tous la même ſymmétrie, en donnant aux membres de chaque individu la même liberté d'agir, avec plus ou moins de perfection (1), conformément au but qu'elle s'eft propofé. En vain Epicure foutenoit-il, felon fes fophifmes ordinaires, que les membres de l'homme n'avoient point été créés chacun pour le but de certaines fonctions ; comme les yeux pour voir, les oreilles pour entendre, la langue pour parler ; parce que, dit-il, avant ces opérations, toutes ces parties étoient (2) déjà complettes & parfaites.

§. III. Je ne fuis cependant pas non

---

(1) Boerhaave, *Inftit. Medic.* vol. III. Montagne, *Effays.* Liv. 2.

(2) . . . . . . Omnia denique membra
Ante fuêre, ut opinor, eorum quàm foret ufus.
Haud igitur potuêre utendi crefcere caufâ.
                    Lucret. Lib. IV. v. 838.

Mais un homme fenfé pouvoit-il fe perfuader que l'ordre & la fymmétrie des membres fuffent des arrangemens de pur hafard, & fans but ? L.

plus trop porté à croire que l'état foible &
mal fain des gens riches, ou aifés, vienne
abfolument de la manière peu réglée
dont ils vivent, & dont ils abufent de
beaucoup de chofes nuifibles à leur fanté.
D'ailleurs, il eft de fait que le corps
humain eft en général conftitué de manière à s'accommoder fans inconvénient
de tout ce à quoi (1) on l'accoutume.
Au contraire, quelque falubre que foit
une chofe, le corps ne l'admet pas fans
peine, s'il n'y eft pas accoutumé par
l'ufage.

On pourroit confirmer ces réflexions
par l'exemple de ceux qui fe livrent

______

(1) Hippocrate, fondé fur ce principe,
convenoit que des alimens moins falubres en
eux-mêmes, mais auxquels on étoit accoutumé, étoient préférables à des alimens plus
fains, mais infolites : auffi confeilloit-il de
revenir toujours aux chofes d'ufage ; & Gal-
lien a fenti la vérité de cette maxime. L.

habituellement à l'ivreſſe, à la crapule.
Ces gens, loin d'eſſuyer aucune fâcheuſe
révolution de cette odieuſe habitude,
ſouffrent, tombent malade, ou dans
un état de langueur, lorſqu'ils ſe dé-
terminent ou qu'on les oblige à ſe priver de vin. Le célèbre Philoſophe Gaſ-
ſendi, tom. II. p. 144. rappelle quelques exemples anciens, qui méritent
de trouver place ici.

« On ſait, par le rapport de Sextus,
» que certain Rufin buvoit une décoc-
» tion d'hellébore ſans vomir, ni être
» purgé ; & qu'au contraire il en uſoit
» comme d'une boiſſon ordinaire, dont
» il faiſoit bien la digeſtion. Certain
» Eudème de Chio prenoit, ſans au-
» cune incommodité, juſqu'à vingt-
» deux potions d'hellébore. Le nom-
» mé Thraſias en mangeoit habituelle-
» ment, de même que pluſieurs Ber-
» gers. Certain Pharmacopole, ou

» Charlatan, les ayant vus en manger
» une ou deux racines, reſtoit dans le
» plus grand étonnement, lorſqu'il ſur-
» vint un Berger qui en prit, & en
» mangea une poignée entière ſans au-
» cun mal ».

Telle eſt la raiſon pourquoi nombre
de Nations, du vieux & du nouveau
Monde, ſont ſujettes à très-peu de maladies, qnoiqu'avec une manière de vivre
abſurde pour nous, déréglée ; mais l'u-
ſage les garantit de tout inconvénient.
Ces gens, en général, parviennent à
une extrême vieilleſſe, s'il faut en croire
nombre de Voyageurs ſur la bonne foi
deſquels on n'a point de ſoupçons.

§. IV. D'autres s'imaginent que la
foibleſſe des gens riches vient de l'in-
conſtance & de l'irrégularité des ſaiſons.
Il eſt ſûr que les fréquentes alternatives
de température dans nos climats, où
nous avons des ſaiſons preſque oppoſées

dans un même jour, peuvent devenir nuifibles à la fanté, fur-tout de ceux qui ne font pas affez attentifs à fe vêtir felon la température. Or, c'eft ce à quoi ne font pas réflexion tous ces gens vains & hautains, qui ne fuivent que le luxe & les modes, comme je l'ai fait voir ailleurs (1). Mais, s'il m'eft permis de dire mon fentiment, je ne puis foufcrire fans réferve à cette opinion. En effet, fi cela provenoit de la variation du tems, & non d'autre caufe, la fanté des autres hommes devroit également être dérangée, puifqu'ils font auffi expofés aux mêmes influences. Je ne parlerai pas de l'influence des planètes : on eft aujourd'hui revenu de cette erreur. Nous n'admettons dans les Scien-

____

(1) Cet Ouvrage Italien a pour titre : —— Dégradation de l'efpèce humaine, occafionnée par l'abus des modes. §. II. & III.

ces que des chofes de fait & d'expérience certaine ; ainfi je laiffe à d'autres
à réfuter ces délires.

§. V. Il me paroît donc vraifem-
blable que la caufe de la dégénération
des familles riches, ou aifées, ne peut
être attribuée, en grande partie, qu'aux
Nourrices à qui on en confie les enfans. Les gens riches, ou aifés, étant,
plus que le vulgaire, dans cette mal-
heureufe habitude, pour éviter la gêne
& la contrainte, ou par une fotte af-
fectation de vaine grandeur, croient
qu'il eft de leur état de fe voir entourés
de femmes : mais en même-tems ces
Nourrices font pour leurs enfans les
caufes des maladies dont ils prennent
le principe avec le lait, comme je vais
le faire voir.

§. VI. On choifit ordinairement une
Nourrice parmi de pauvres Payfannes,
parce qu'on s'imagine qu'elles font moins

B 6

entachées de vices & de mauvais levain : mais l'expérience journalière nous prouve le contraire. D'ailleurs, ces femmes n'ont aucun principe d'éducation ; s'abandonnent fans réflexion à tous les mouvemens des fens. Comme elles ignorent les motifs pour lefquels elles devroient s'oppofer à l'impétuofité de leurs paffions & de leurs defirs défordonnés, elles s'y abandonnent d'autant plus, qu'elles ne favent ni ne peuvent les arrêter. De-là vient que leurs élèves font comme imprégnés de ces vices avec le lait ; & ont le corps toujours affecté, en proportion des paffions de leurs Nourrices.

Quelquefois même, fatiguées des cris d'un enfant qui fouffre, par plufieurs raifons qu'elles n'examinent point, elles pouffent la barbarie jufqu'à les frapper fans ménagement, au lieu de chercher à les adoucir, à les calmer : traitement indigne, mais en quelque forte excufable en ces femmes, qui n'ont point ni ne peuvent avoir ce tendre inftinct d'une véritable mère.

§. VII. La plus grande occupation des femmes de campagne, eft le travail pénible des mains & de la table. Dès qu'elles quittent le travail des champs, elles paffent le refte du tems à boire & à manger. Leurs alimens font ordinairement les plus groffiers ; leurs boiffons font de mauvais (1) vins, auftères,

----

(1) En général les vins d'Italie font fort mauvais, en comparaifon des vins de France. Les anciens Romains ne tiroient de bon vin que du Mont-Gaurus, & c'eft encore le feul endroit où l'on en fait qui rappelle fon buveur. Quoique ces obfervations concernent particulièrement les Italiennes, elles peuvent fournir matière à réflexion au fujet des femmes de nos Provinces. Il ne s'agit que de rapprocher les termes de compa-

durs. Privées, par l'habitude, du plaiſir qu'elles trouvoient d'abord à ces vins, elles en augmentent la doſe, pour reſſentir les ſenſations qu'elles en avoient éprouvées. De-là vient qu'elles ſont la plupart ſi fort adonnées au vin, ſans réfléchir ſur les ſuites de ce coupable plaiſir, qui eſt le ſeul qui les affecte : autrement elles éprouveroient un mal-aiſe, une inquiétude, qui troubleroit tout leur érétiſme naturel, ou cet état comme ſpaſmodique, auquel elles ſe ſont accoutumées.

§. VIII. Faites à cette manière de vivre, elles paſſent dans les Villes ; mais bientôt c'eſt un tout autre régime qu'il leur faut ſuivre. Des travaux pénibles du corps, elles paſſent à l'inertie, à une vie tranquille, monotone, pareſſeuſe.

---

raiſon, pris de la différente manière de vivre. L.

Au lieu d'ails, d'oignons, de ciboules, ce font des alimens friands, fucrés, délicats, dont elles ufent. En quittant leur air champêtre & pur, elles ne refpirent que dans une atmofphère de vapeurs & d'exhalaifons nuifibles, pour vivre à la chaîne après avoir renoncé à la liberté. Il n'eft donc pas furprenant qu'elles en reffentent bientôt les impreffions ; & qu'elles éprouvent en conféquence un mal-aife, une inquiétude qui les rendent très-malheureufes, & fujettes à nombre de maladies. Les élèves qui en fucent le lait en reçoivent auffi les dangereufes impreffions.

Si elles penfent à reprendre leur première vigueur, ou trop affoiblie, ou peut-être entièrement perdue, elles ont recours, même fans le vouloir, au vin, qu'elles croient capable de produire en elles cet effet. Voilà pourquoi il n'eft

p\as rare de voir des enfans (1) enclins
naturellement au vin, au grand détri-
ment de leur santé. Si le vin à tant
abrégé la vie parmi nombre de Peu-
plades de l'Amérique, depuis que leur
commerce avec les Européens leur a
procuré ce poison favoureux & féduc-
teur, quel dommage ne doit-il donc
pas caufer au corps de ces tendres enfans, qui font encore plus fufceptibles
d'en recevoir les impreffions malignes?
Nombre d'obfervations nous prouvent
que des enfans ont été extrêmement
portés au vin, pour avoir fucé le lait
de Nourrices fujettes à s'enivrer. J'ai
connu, il y a peu de tems, une jeune

____

(1) Voyez ma Note 1 Chap. II. Quant
au vin, je pourrois citer des faits tout op-
pofés à l'affertion de l'Auteur. Ainfi elle
ne peut être que très-particulière. L.

fille de fept ans on ne peut plus paf-
fionnée pour les liqueurs fpiritueufes,
parce que fa Nourrice avoit le même
penchant.

§. IX. Mais de tous les vices des
Nourrices, le plus dangereux pour les
enfans eft peut-être celui de la fainéan-
tife & de la malpropreté. De-là vient
qu'elles laiffent avec la plus grande in-
fouciance leurs nourriffons dans l'ordure
pendant des journées entières, fans réfléchir aux maladies auxquelles elles les
expofent. Des excrémens ainfi échauffés
par la chaleur du corps, en contractent
une horrible putridité, dont le corps
reçoit néceffairement l'impreffion. Les
parties les plus fubtiles & les plus pé-
nétrantes, encore plus exaltées par cette
réfidence, s'infinuent par tous les pores
de la peau, altèrent les humeurs qui
circulent dans les vaiffeaux, & occa-
fionnent les dérangemens les plus étran-

ges. Il eft fi vrai que la propreté facilite la tranfpiration, que les Sauvages
eux-mêmes y font fort attentifs. Quoique ces gens n'aient point de linges,
& que conféquemment il ne leur foit
pas poffible de changer comme nous le
faifons, ils y fuppléent par le moyen
des (1) peaux.

§. X. Ne doit-on pas auffi être étrangement choqué de voir prefque toutes
les Nourrices ne préfenter rien à manger à leurs élèves, qu'après l'avoir mis
dans leur propre bouche ? Quel effet
ne doit pas produire cet aliment im-
prégné d'une falive acrimonieufe, &
des faletés de la bouche de ces femmes ? Si l'enfant le rejette, elles le lui
remettent forcément entre les dents
avec leurs doigts fales, & le forcent

____

(1) V. Dampier. Voyag. T. II. & d'autres.

de l'avaler. Heureux fi le pauvre inno-
cent n'eft pas battu dans ces circonftances ! J'ai fouvent obfervé que cette
malpropreté étoit caufe & de vomiffemens, & de convulfions, capables
d'affoiblir l'organifation de l'enfant, au
point de le difpofer à différentes maladies.

Pour obvier à tant de défordres, on
a ordinairement recours aux remèdes (1)
abforbans. Cela réuffit pour quelques
jours. Mais les mêmes inconvéniens re-
paroiffent bientôt ; parce qu'on n'a fon-
gé qu'à faire ceffer les effets, & non
les caufes.

---

(1) Ces abforbans jettent les enfans dans
un autre danger, s'ils font adminiftrés fans
prudence. Il en réfulte des obftructions opiniâtres dans les inteftins. J'ai remarqué que
les Anglois ufent trop légèrement de ces
remèdes. L.

§. XI. Il y a encore un autre défaut dans les Nourrices : c'eſt de reſter aſſiſes au lit pendant la nuit, lorſqu'elles donnent le ſein à leurs nourriſſons. Dans cet état, le ſommeil s'empare d'elles aſſez ſouvent ; & il n'eſt pas rare de voir les enfans ſuffoqués ſous elles, où tomber de leurs bras à terre, & ſe fracaſſer la tête ou les membres. Les femmes y font plus d'attention en France que chez (1) nous, où cet uſage ſubſiſte généralement par·tout, malgré les avis des plus éclairés Moraliſtes, qui leur repréſentent fortement qu'elles ſe rendent coupables d'infanticide, en mettant un enfant coucher avec elles.

Le ſommeil des enfans donne en-

---

(1) L'Auteur dit que *cet uſage* eſt entièrement aboli en France : cela ſeroit bien à déſirer. Mais il s'en faut de beaucoup. J'ai prouvé le contraire dans le Traité de *Roſen*. L.

core lieu à un autre inconvénient. Si
les enfans y font naturellement portés,
il eft auffi des momens où l'on ne peut
le leur procurer que par une efpèce de
contrainte, ou d'adreffe. Mais les Nourrices ignorant, ou ne voulant pas chercher les moyens avantageux de parvenir
à ce but, emploient malheureufement
des (1) *opiates*, de la thériaque, du
Diafcordium, du pavot, qui ne peuvent
être que très-préjudiciables à des fibres
auffi fenfibles. Tel eft, fans doute, la
caufe des folies, des vertiges, qu'on
apperçoit tous les jours dans les enfans
des riches, ou des gens aifés. On y doit

---

(1) L'opium, & en général tous les fomni-
fères, font fingulièrement préjudiciables aux
enfans ; il ne faut jamais leur en faire prendre qu'à l'extrême néceffité, & avec la précaution de quelques purgatifs très-doux dans
les intervalles. L.

rapporter auffi les fâcheufes convulfions des enfans, les différentes maladies de poitrine : & c'eft ce que confirment fuffifamment les obfervations des Médecins les plus éclairés.

§. XII. Pendant que ces femmes nourriffent, on les aftreint à une continence abfolue. Mais l'appétit des fens étant plus irrité par cette privation (1) de jouiffance, elles en deviennent plus fujettes aux vapeurs, aux affections fpafmodiques, au grand défavantage de leurs élèves. De-là vient que les enfans qui en prennent le lait n'arrivent jamais à ce degré de force & de fanté

---

(1) La continence abfolue peut devenir encore plus préjudiciable à l'enfant qu'à celle qui le nourrit. C'eft fur l'avis d'un Médecin éclairé qu'une femme doit fe régler dans ces circonftances. Mais fi une Nourrice a befoin de jouiffance, qu'elle ne préfente le fein que quelque tems après. L.

qu'on défireroit en eux, & reſtent ſujets à nombre d'incommodités. Qu'on ne ſoit donc pas ſurpris d'en voir périr pluſieurs, & preſque ſubitement, dans les bras de leurs Nourrices. Mais on feroit moins étonné, ſi l'on étoit bien inſtruit de tout ce qui ſe paſſe.

§. XIII. Comme, d'ailleurs, ces femmes mercenaires aiment aſſez peu leur famille, pour quitter mari, enfant, tout ce qu'elles ont de plus cher, elles s'inquiettent peu de s'examiner, & de réfléchir ſi elles ont les qualités requiſes à la lactation. Elles ſe préſentent avec un lait trop vieux ſans aucun ſcrupule; & allèguent la fatigue du voyage qui leur aura troublé le lait, ſi l'on en (1)

____

(1) Il n'eſt rien de plus difficile que de connoître l'âge du lait de la Nourrice, même en y apportant la plus grande attention; leur fineſſe l'emporte ſouvent ſur l'examen le plus rigoureux. L.

foupçonne la mauvaife qualité. Une mère qui a befoin d'elles s'en laiffe impofer : & ces femmes deviennent ainfi la caufe de l'anéantiffement des familles.

§. XIV. D'autres font infectées de gale, de dartres, & d'autres vices de la peau, qu'elles répercutent pour un tems, en fe lavant avec une décoction de tabac, de manière qu'il ne paroît plus rien ; & elles trompent ainfi le médecin le plus expérimenté. De-là tant d'enfans affectés de vices opiniâtres de la peau, dont on ignore la caufe, & dont un grand nombre deviennent les victimes, auffi décidément que fi on leur eût mis le couteau dans la gorge. Tant d'inconvéniens & de dangers, devroient bien rendre les mères de famille plus circonfpectes, & plus fenfibles envers ces innocens, qu'elles confient fi indifcrettement à ces Nourrices mercénaires.

§. XV.

§. XV. Il n'eſt pas rare non plus qu'elles ſoient atteintes de mal vénérien, & qu'elles inſinuent ainſi le mal avec le lait. Les Médecins, malgré toute leur expérience, & l'examen le plus ſcrupuleux, ſont, dans ce cas, plus expoſés à être trompés que dans tout autre. Ces femmes ruſées ſavent maſquer leur état avec tant d'adreſſe, qu'on ne peut en appercevoir aucun indice. Il n'eſt donc pas étonnant que les enfans en reçoivent inſenſiblement les impreſſions, & que ſouvent on en voie périr. Sont-ils plus heureux en cela, que s'ils avoient vécu avec une maladie incurable ? Ces accidens ne ſont malheureuſement que très-ordinaires chez nous ; & j'en produirois aſſez s'il m'étoit permis de le faire. J'en citerai un, arrivé loin de nous, & conſigné dans les Ecrits de (1) Linné.

____

(1) Roſen en fournit d'autres exemples,

§. XVI. « On donna, dit-il, une
» Nourrice infectée au fils d'un Capi-
» taine; bientôt elle lui communiqua
» le mal avec le lait. La mère, qui
» tous les matins approchoit l'enfant
» de son sein, plutôt pour l'amuser
» que pour l'allaiter, s'apperçut, peu
» de tems après, de quelques duretés,
» & d'ulcères au sein. Elle en fit con-
» fidence à une vieille femme, qui,
» moyennant certains onguens, réper-
» cuta intérieurement le mal. Quelque
» tems après, il lui survint de l'in-
» flammation au col : elle regarda cela
» comme l'effet de l'engorgement de
» quelques glandes, survenu par l'im-
» pression d'un air froid, ou de boisson
» fraîche. Il se passa certains tems avant

& je pourrois citer l'enfant d'un Libraire,
qui a pris, avec le lait de sa Nourrice, le
virus de cette maladie, & en est mort. L.

» qu'elle entrevît aucun danger. Mais
» son mari ne tarda pas à s'appercevoir
» de quelques ulcères à ses lèvres après
» avoir couché avec elle. On fit venir un
» Médecin : il soupçonna en eux un
» vice vénérien. Après diverses tenta-
» tives, il se détermina à traiter cette
» Dame avec des médicamens mercu-
» riaux. Dès-lors, les inflammations
» du col cessèrent ; & l'on découvrit
» la vraie cause du mal. Après diffé-
» rentes informations, on apprit enfin
» que la Nourrice étoit entachée de
» mal vénérien, & l'avoit ainsi com-
» muniqué au père & à la mère, par
» le canal de l'enfant. Cette malheu-
» reuse alla ensuite se présenter ailleurs
» pour nourrice dans une grande Mai-
» son. L'enfant qu'on lui abandonna
» étant d'une constitution foible, ne
» tarda pas à mourir du lait infecté
» qu'il prit ».

§. XVII. On rapporte aussi qu'une Dame de Rome allaitant son fils, éprouva le plus grand accident. Cet enfant tira un jour le lait d'une pauvre femme, qui auparavant avoit allaité l'enfant d'une mère affectée de scorbut. Bientôt après cette Dame approchant son fils de son sein, éprouva une chaleur ardente par-tout le corps : le mammelon s'ulcéra ; & elle devint scorbutique. Hippocrate observe qu'un enfant qui avoit suçé de mauvais lait, fut attaqué de la (1) pierre. V. *de morb. capit.* cap. XVI. Van Elmont dit en avoir vu périr un par la même cause. *Infantis nutrit. ad vit. long.*

§. XVIII. Il résulte des observations faites par nombre de Médecins éclairés, qu'il périt infiniment plus d'enfans

---

(1) Cette observation n'est pas décisive ; la pierre pouvoit venir d'autres causes. L.

par l'abus des Nourrices, que par toute autre caufe. L'expérience a prouvé qu'à Lyon, de cent *enfans trouvés* confiés à des Nourrices, il n'y en eut que trente-fix qui arrivèrent à l'âge de foixante-dix ans : à Montpellier il en eft mort foixante fur cent : à Grenoble trente : à Perpignan foixante-dix fur le même nombre. Dans une paroiffe très-grande & très-peuplée des environs de Londres, & en très-bon air, tous les enfans, felon le rapport de Harris, y moururent, excepté deux. On attribua ce défaftre à ce qu'on les avoit confiés à des Nourrices. Les années fuivantes, le même défaftre arriva par la même caufe. Les calculs faits en Hollande pendant trente ans, ont prouvé que de cent-foixante enfans confiés à des Nourrices, il en meurt au moins cent par an.

§. XIX. Mais, fans nous arrêter à

tant d'obfervations faites dans des Pays éloignés de nous, fixons-nous fur ce qui arrive parmi nous, & nous verrons que la même caufe fait périr plus d'enfans que tout ce qu'on peut imaginer. On fait que de ce grand nombre d'enfans qu'on apporte à l'Hôpital-Royal de l'Annonciation, à peine en furvit-il quelques centaines fur plufieurs milliers : c'eft aux Nourrices qu'on attribue directement cette déperdition de l'efpèce humaine; & c'eft ce que prouvent les regiftres les plus exacts. On en conclut donc, avec raifon, que de tous les enfans qu'on abandonne aux Nourrices, il en périt au moins les deux tiers ; tandis qu'il en meurt à peine un quart de ceux qui font élevés par leurs mères.

§. XX. Cet abus deftructeur, malgré les grands dommages qu'il caufe, & qu'on ne peut attribuer qu'à la faute des Nourrices, n'a pu fe déraciner jufqu'ici : au contraire , il prend de jour en jour de nouvelles forces , nonobſtant les repréſentations , les avis des Méde-cins les plus ſages & les plus inſtruits. Eſt-il donc ſurprenant que la ſanté des gens riches , ou aiſés , ſoit plus foible , plus chancelante que celle des autres. La lactation , ſi importante en elle-même pour les Etats , devroit bien mériter la plus grande attention de la part des Magiſtrats , qui ſentent la néceſſité de la (1) population.

§. XXI. Jettons un coup-d'œil ſur les enfans qui ſont élevés par leurs mères , nous les verrons forts , bien conformés. En outre , à peine ſont-ils nés & couverts , qu'ils deviennent pour leur mère l'objet de la plus tendre amitié , de la plus grande attention.

____

(1) V. Locke , *Educat. phyſ.* des Enfans , T. I.

La mère, animée par le zèle le plus pur, les garde, les soigne, avec cette follicitude qui ne peut fe fentir que par elle-même : elle leur donne une nourriture analogue à celle dont ils fe nourriffoient dans fon fein. Bien loin de les haïr, comme font fouvent les Nourrices à caufe des inquiétudes & du trouble qu'ils leur caufent, elle ne peut même être indifférente à l'égard de ces innocens. Elle s'oublie pour être toute entière à l'enfant qu'elle allaite, pour lui procurer tous les fecours imaginables, & ne penfe abfolument à autre chofe qu'à la confervation de cet enfant. Elle paffera les nuits s'il le faut fans dormir, & prend à peine un inftant de fommeil pour fe repofer, dans la crainte de ne point fubvenir au moindre befoin de fon élève. Elle ne fera pas moins réfervée à l'égard des alimens, tant fur le choix, que fur la quantité. Il n'y aura

donc pas à s'étonner que l'espèce humaine se multiplie avantageusement dans
une famille où une mère élève ainsi ses
enfans. On y voit à chaque génération
un grand nombre d'individus les mieux
formés, & les plus robustes, utiles à
leurs familles & à la Patrie.

§. XXII. C'est dans cette éducation
physique qu'il faut chercher la source
de cet amour fraternel, qu'on apperçoit à peine entre ceux (1) qui ont
été élevés par des Nourrices étrangères.
Ils ne voyent souvent leur bien que
dans le mal des autres. De-là cette
cruelle antipathie qui naît entre des
frères & sœurs, au lieu d'y voir régner

––––––––––––––––––––

(1) Je voudrois pouvoir copier ici en
entier le morceau d'Aulugelle, dont notre
Auteur rapporte une partie. Ce discours de
Phavorinus est de la plus mâle éloquence.
V. *Aulug.* L. XII. C. I.

cette concorde qui devroit fubfifter entre des individus nés d'un même fang, & dans laquelle confifte la félicité des familles. On pourroit, avec raifon, comparer ces individus aux animaux aquatiques, qui fe pourfuivent continuellement, & ne vivent, ne fubfiftent que par la deftruction des autres. Toujours dévorés par l'envie d'ôter aux autres le peu qu'ils ont, parce qu'ils fe font accoutumés à n'être jamais fatisfaits, ils trouvent à chaque pas des fujets de querelles, de débats : l'orgueil éclate, veut maîtrifer tout ; & tout eft pour eux un objet de haine & d'inimitié.

Tous ces faits prouvent évidemment que cela vient des Nourrices étrangères à ces Enfans. D'ailleurs, après avoir vu que ces enfans dégénéroient néceffairement entre leurs mains, devenoient foibles, délicats, & fouvent mal-fains,

nous pouvons croire que l'esprit doit
se sentir du mauvais état du corps ,
& qu'ils sont d'autant plus en proie à
leurs passions , que leur état touche peu
les gens honnêtes & bien élevés.

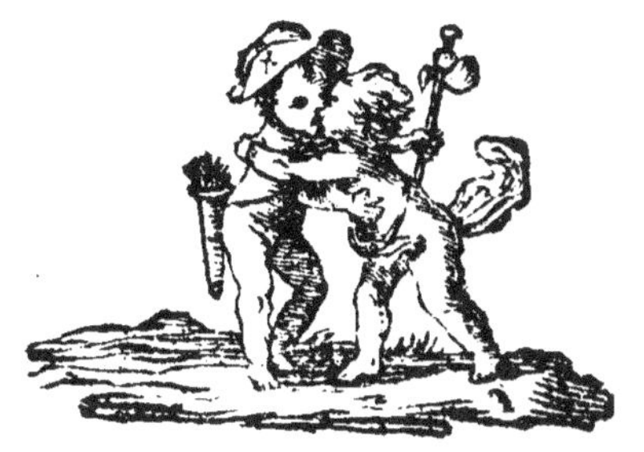

CHAPITRE IV.

DE la manière d'allaiter les Enfans à la main.

§. I. IL peut y avoir nombre de raiſons pour leſquelles une mère eſt hors d'état d'allaiter elle-même : c'eſt ſurtout un état malade, toujours préjudiciable à l'enfant qui prendroit le lait d'une telle mère. Il eſt très-sûr que ſi la mère eſt dans un état fiévreux, elle ne doit ni ne peut nourrir ſon enfant ; car l'un & l'autre s'en trouveroient fort mal. Il en eſt de même des autres maladies, qui pourroient ſurvenir à une mère. Dans tous ces cas là, on auroit recours au lait des animaux avec beaucoup d'avantage, préférablement au lait des Nourrices.

§. II. L'expérience a prouvé que le

lait des animaux devient un remède efficace en certaines maladies. Si ce lait a tant d'efficacité sur des tempéramens mal-sains, ou sujets à des dérangemens habituels, quel effet ne produira-t-il point sur un enfant qui vient de naître; dont les fibres molles & flexibles n'ont encore contracté aucune mauvaise habitude; & qui, si elles ne sont pas bien saines, peuvent au moins le devenir aisément. D'un autre côté, quel dommage, quel mal produiroit un tel lait, n'étant pas corrompu, ni susceptible d'altération au dégré de celui des Nourrices. On me dira, peut-être, que les enfans prendront avec ce lait, les affections, le caractère même des animaux : la stupidité de l'âne, la voracité de la vache, la timidité de la chèvre, selon la nature de ces différens laits. Mais ces réflexions me semblent des plus mal fondées. Car nous savons que plusieurs ſerſonnes nourries du lait d'animaux, même féroces, n'ont rien pris de leur naturel, comme l'Hiſtoire en fait mention. Ovide n'eſt (1) pas une autorité ſuffiſante pour nous y arrêter. D'ailleurs, nombre de perſonnes ſe mettent aſſez ſouvent en certaines occurrences à la diette au lait, & nous ne voyons pas que pour cela elles prennent rien du naturel des animaux dont le lait leur ſert de nourriture. S'il eſt quelquefois arrivé que des enfans, nourris dans les bois par des bêtes féroces, ont pris peu-à-peu leur caractère, ceci ne doit pas être attribué au lait, mais à la compagnie habituelle de ces animaux, à l'in-

____

(1) Natus es e ſcopulis, nutritus lacte ferino ;
    Et dicam ſilices pectus habere tuum.

Triſt. L. III. *Eleg.* XI.

Mais c'eſt un Poëte qui parle avec humeur. L.

clémence de l'air auquel ils ont toujours
été expofés : circonftances qui n'auroient
pas lieu pour ceux qui feroient nourris
du même lait à la maifon, & loin de
ces animaux; ainfi il n'en réfulteroit pas
les mêmes effets.

§. III. Si nous confidérons la nature
des animaux, nous trouvons qu'ils dif-
cernent mieux que nous ce qui leur eft
bon. Rarement ils s'abufent fur le choix
des alimens, & ils ne s'épuifent pas par
les plaifirs. Guidés par le feul fentiment
de leurs befoins actuels, ils fe fatisfont
fans en chercher de factices : il ne dorment que le tems néceffaire ; ne font
d'exercice (1) que celui qu'ils peuvent
foutenir, & qui contribue à leur fanté.

---

(1) Les animaux en général ne font que
peu d'exercice ; & c'eft fur-tout pour fa-
tisfaire les befoins de la Nature. Le chien,
dans l'état fauvage, fuit la même loi. L.

Les animaux ont donc un fentiment beaucoup plus exquis que nous, beaucoup plus sûr, & une fanté plus ferme.

§. IV. Voilà pourquoi les animaux font fujets à très-peu de maladies, & même pourquoi quelques-uns ne font jamais malades. Qu'on demande aux Chaffeurs s'ils ont jamais rencontré dans les bois un animal malade. Ils répondront qu'au contraire, ils en ont vu beaucoup qui avoient été grièvement bleffés, & dont les plaies fe font trouvées bien cicatrifées. D'autres ayant l'un ou l'autre membre caffé, fe font guéris fans aucun fecours que celui de la Nature, & du tems; fans autre régime, que la manière de vivre habituelle. Chez eux, point de tortures, point de fections, d'incifions, de drogues, de mains expérimentées dans l'art de guérir, ni d'abftinences qui les exténue.

§. V. Si les corps des enfans peuvent recevoir beaucoup d'avantage du lait des animaux, ils n'en tireront peut-être pas moins de l'interruption : car, il eſt de fait, que la Nature, reſtant toujours dans les mêmes rapports, en éprouve une forte de dégradation : au lieu qu'en interrompant on l'empêche de s'abâtardir Il conviendra donc auſſi en nourriſſant avec du lait humain, de leur faire prendre du lait des animaux pour les rendre plus vigoureux. Les Agriculteurs en font de même à l'égard du bled. Ils changent de terrein tous les ans ; ou au moins ils lui rendent une nouvelle force avec les fumiers, ou autres matières capables d'en ranimer les qualités.

§. VI. J'oſe donc aſſurer que le lait des animaux doit être beaucoup plus avantageux aux enfans, pour les élever, que celui des Nourrices mercénaires, &

qu'ainſi on ne doit pas balancer à le préférer. C'eſt avec raiſon, ſans doute, que les habitans de l'Iſlande & de Groenlande ne donnent jamais de Nourrices aux enfans qui perdent leur mère; mais le lait de leurs animaux. Jamais (ou très-rarement) ces gens ne ſont malades; & ils parviennent à une extrême vieilleſſe. Pour cet effet, on pourra employer le lait de vache, de chèvre, d'âneſſe de brebis. Ces animaux s'approchent de l'homme volontiers, & donnent même certains (1) indices de ſenſibilité.

§. VII. Mais pour avoir de bon lait d'une vache, il faut faire beaucoup d'attention tant au choix, qu'à la manière de la nourrire. On dit que les vaches noires donnent de meilleur lait, mais

______

(1) La chèvre m'en a donné des preuves non équivoques en différens endroits. L.

en moindre quantité que les blanches.
Il faut auffi qu'une vache ait une chaire
ferme, bien pleine, des yeux vifs, une
allure légère. Le bon lait de vache doit
n'être ni trop épais, ni trop clair; de
forte qu'une goutte verfée fur l'ongle
y refte arrondie fans s'étendre bien loin,
& que le blanc en foit bien net. Celui
qui tire un peu fur le jaune ou fur le
bleu, ne vaut rien. La faveur doit en
être douce, fans la moindre acrimonie,
& fans aucune aigreut. Or, ce lait n'eft
parfait que quand la vache eft jeune &
vigoureufe. Quand la vache fent les
aiguillons qui la portent à l'accouple-
ment, fon lait paffe pour n'être pas de
trop bonne qualité : il en eft de même
lorfqu'elle eft prête à vêler, ou qu'elle
a nouvellement mis bas. La grande
chaleur eft plus préjudiciable à cet animal, que le grand froid : ainfi l'on aura
foin, dans le tems des chaleurs, de la

mener paître dès le matin ; & pendant le jour, on la laiſſera manger à l'ombre.

§. VIII. Le lait de chèvre paſſe pour être de conſiſtence moyenne : cependant il eſt plus nourriſſant, & plus déterſif que celui des autres. En effet, les chè-vres ſe nourriſſent ordinairement chez nous (1) de fleurs, de bourgeons d'ar-briſſeaux, des plantes les plus déli-cates.

Une bonne chèvre doit avoir environ deux ans, le col court, être bien en chair, avoir de groſſes mammelles, une mar-che légère, les pieds épais, & une haute taille. On croit que les blanches, &

____

(1) Archélaüs, au rapport de Pline, croyoit que les chèvres étoient toujours dans un état fiévreux, parce qu'elles cher-chent avec avidité les fleurs des plantes, & les bourgeons des arbriſſeaux. Plin. L. VIII. Chap. X.

celles qui font privées de cornes, rendent du lait en plus grande abondance. Comme les chèvres font très-légères, très agiles, & naturellement portées à grimper fur des lieux efcarpés, il faut, lorfqu'on les mène paître, les conduire fur des collines, des montagnes très-rapides, plutôt que dans les plaines & les vallées : elles y trouveront facilement leur nourriture.

Il faut avoir foin que les chèvres ne fe couchent pas fur leur excrément, ni fur des endroits humides, de peur qu'elles n'en prennent la partie la plus volatile par les pores de la peau. Durant les neiges & les frimats, on ne les fait pas fortir ; au contraire, il faut les tenir à couvert. En été on les fortira de très-grand matin, afin qu'elles prennent mieux leur nourriture : car l'herbe couverte de rofée leur eft autant profitable, qu'elle eft nuifible aux moutons.

§. IX. Le lait d'âneſſe eſt plus ſé-
reux que les précédens ; au point même
qu'il peut à peine cailler. Si l'on y jette
de la preſſure, on y voit ſeulement, au
lieu de fromage , une petite quantité
de matière moins ſéreuſe que le reſte.
On obtient de ce lait une quantité conſidérable de ſel doux ſemblable au ſucre.
Il eſt donc moins nourriſſant que les
autres : cependant on remarque qu'il eſt
très-déterſif & atténuant.

Pour avoir ce lait de bonne qualité,
il faut choiſir une âneſſe jeune, ſaine,
charnue, qui ait mis bas depuis peu,
& qui ne ſe ſoit pas accouplée depuis.
On aura ſoin de la nourrir d'herbes,
dont les qualités ſalubres puiſſent in-
fluer avantageuſement ſur le lait. Cet
animal eſt fort délicat ſur la qualité
de l'eau. Il n'en veut que de très-lim-
pide, & de ruiſſeaux qui lui ſont con-
nus. Il boit avec autant de ſobriété qu'il

mange : il eſt même ſuſceptible de certaine éducation : on en a vu qui ſe font dreſſés à des manèges & des exercices fort curieux, comme le rapporte Aldovrand. *De quadrup. ſol. ped.* Lib. I. pag 303.

§. X. La brebis, enfin, rend un lait gras, épais, du genre de ceux (1) qui ſont nutritifs & balſamiques. Rien ne facilite mieux dans cet animal la ſécrétion du lait que le ſel : rien ne lui eſt auſſi plus ſalutaire que quand on lui en donne avec modération. La brebis, dont la toiſon eſt la plus épaiſſe, la plus molle, la plus blanche, eſt celle qui rend le meilleur lait, ſur-tout ſi elle a le corps grand, le col court, la marche légère. Obſervons encore que celle qui eſt plus maigre que graſſe, en

---

(1) Hippocrate le regardoit comme très-propre à conſolider.

fournit mieux que d'autres. Les côteaux, les terreins un peu élevés, la cîme des collines, font les lieux qui conviennent le mieux à ces animaux. On évitera de les mener paître dans des lieux bas, humides, marécageux. Il faut les fortir tous les jours, à moins qu'il ne faffe mauvais tems. En hiver on les mène au champ un peu tard dans la matinée, & on les ramène vers le coucher du foleil. Au printems, en été, on les fort auffi tôt que le foleil a reffuyé l'humidité de la furface des champs, & on ne les ramène que quand le foleil eft couché. Au printems & en automne, il fuffira de les faire boire deux fois le jour, & une fois en hiver. La trop grande chaleur leur fait du mal, les rayons du foleil les rend comme étourdies, leur donne des vertiges : il faut donc les conduire alors fous les ombrages les plus frais & les plus épais.

§. XI.

§. XI. J'ai imaginé pour la lactation un inftrument, ou plutôt un vaiffeau, qui tient lieu d'une mammelle ; & duquel les enfans peuvent fucer peu-à-peu le lait, fans courir le rifque d'être fuffoqués. C'eft une efpèce de veffie de cryftal ou de verre, dont l'embouchure eft faite en globule de métal, mais dorée, afin qu'il ne s'y amaffe ni rouille, ni verd-de-gris. La moitié de ce globe creux eft fixée par un collet à l'extrémité du col du vaiffeau, qu'on remplit de l'un ou de l'autre lait. On met enfuite une éponge qui rempliffe la capacité du globe, & paffe par l'autre moitié au-dehors. On ferme alors le globe avec l'extrémité fupérieure, qui doit être faite à vis au bord intérieur. On préfente alors le bout de l'éponge à l'enfant, qui le fuce auffi-tôt avec fuccès. On aura foin de choifir une éponge très-fine, & très-propre. L'é-

D

ponge eſt ſujette à renfermer de petits graviers, qu'on ôtera s'il s'en trouvoit. Voyez la figure qui eſt à la fin de
cet Ouvrage.

§. XII. Les pauvres pourront, au lieu
de ce vaiſſeau, employer une petite
bouteille, qui contienne dix à douze
onces de lait. On en garnira l'embouchure d'une peau de chamois, ou de
toute autre ſemblable, de manière qu'on
y puiſſe loger une éponge qui entre
dans le col de la bouteille, & dont le
bout paſſe au-dehors par une ouverture faite à la peau. Cela doit former
une eſpèce de bouton, de la groſſeur
d'un petit doigt de gant. Cette éponge
ainſi introduite, ou dans le vaiſſeau men-
tionné, ou dans la bouteille, & juſqu'au fond, tient lieu du bout de la
mammelle, ſi l'on a eu ſoin d'en bien
proportionner la groſſeur & la longueur
à la bouche de l'enfant. Il eſt bon

qu'on la perce de quelques petits trous ;
afin que le lait puisse y aborder &
sortir avec facilité.

On chauffera chaque fois le lait ;
jusqu'à vingt ou trente degrés, au ther-
momêtre de Réaumur : c'est-à-dire, au
degré de l'eau légèrement tiède. A
mesure que l'enfant suce, l'éponge,
par son élasticité naturelle, se remplit
de lait ; & l'enfant le tire avec autant
de facilité, que s'il tettoit sa Nourrice.
On aura grand soin de laver, même
plusieurs fois, le vaisseau tous les jours,
& sur-tout l'éponge : l'eau tiède est
préférable pour cet effet. Par-là on évitera tout inconvénient.

D 2

CHAPITRE V.

DIFFÉRENCE *du régime laiteux propre aux différens tempéramens.*

§. I. TOUTE efpèce de lait ne convient pas indifféremment aux enfans ; parce qu'ils n'ont pas tous une même conftitution, une même organifation. Cela varie felon le principe prolifique que le père tranfmet à la mère, & felon la vigueur & le tiffu organique de celle-ci. Ainfi, telle eft la conftitution des père & mère, telle eft en général celle de leurs enfans. L'expérience nous apprend que même les vices naturels paffent des père & mère aux (1) enfans, au moins en général.

____

(1) Et patris in natos abeunt cum femine morbi.

§. II. Les enfans nés de parens riches, ont la plupart un tempérament
mélancolique : ils font lourds, pareffeux ;
ont l'efprit comme accablé fous le poids
de leurs humeurs, & toujours fombre,
embaraffé. Cela ne doit pas furprendre
dans des gens qui font livrés à l'indolence & à l'inertie. Cet état eft encore fortifié par le régime qu'ils tiennent. Trop délicats pour goûter un
aliment fimple & bienfaifant, ils re-
cherchent continuellement tout ce qui
peut être contraire à leur fanté. De-là
cette langueur, cet extérieur comme
épuifé, énervé ; fans ame, que la fierté
& l'infolence.

Si ces gens veulent nourrir leurs enfans felon ma méthode, je leur confeille de préférer le lait de chèvres :
c'eft celui qui conviendra le mieux à
leurs enfans. Cet animal ne vivant que
de plantes, jeunes, légères, aromati-

ques, dans des lieux élevés, & un air pur, doit en communiquer l'esprit, le baume, la douceur à son lait, & à ceux qui en continuent l'usage. L'expérience nous apprend que ce lait, outre sa qualité nutritive, est encore rafraîchissant, & légèrement purgatif. Il n'y en a point de plus délayant, de plus doux pour le corps humain, après celui de femme. C'est donc avec ce lait qu'on devroit nourrir les enfans des gens riches, ou aisés, lorsqu'ils n'ont plus leur mère. On atténueroit par ce moyen leurs humeurs visqueuses, & l'on en ranimeroit la circulation trop lente. Le corps en deviendroit plus robuste : l'ame dans des organes plus actifs, auroit plus d'élévation, l'esprit plus de vivacité, le génie plus de pénétration. Enfin au lieu de ne voir que des sots, généralement inutiles à l'Etat, on auroit ainsi, dans les gens riches, des citoyens vraiment

intéreffans pour le bien de la Société.

§. III. Le lait de vache conviendra
mieux à ceux qui font nés de père &
mère qui mènent une vie active, forts,
vifs. Par ce moyen on modérera le cours
rapide de leurs humeurs; on les ren-
dra moins fubtiles, plus denfes, plus
fubftantielles. Ce lait, en effet fort
gras, épais, abonde en principe butireux.
Quant au lait d'âneffe, comme il eft
rafraîchiffant, & qu'il a certains principes balfamiques, dépuratifs, il conviendra fur-tout aux enfans qui font
d'un tempérament bilieux, ou plein d'a-
crimonie fcorbutique. La brebis fournit
auffi un lait excellent pour les enfans
qui font exceffivement minces, délicats.
Il n'y a rien dans la Nature, de plus
capable, que le lait de brebis, de faire
recouvrer promptement les chairs, de
les ranimer, fi on le continue certain

tems. Je ne parlerai pas ici du lait d'autres animaux ; car on a peu mis en pratique chez nous ce qui a pu se faire ailleurs à cet égard.

§. IV. Comme l'article essentiel de la lactation, consiste à présenter le lait aux enfans dans le moment où il peut les bien nourrir, il sera bon de traire l'animal plusieurs fois le jour, afin que le lait soit frais, & puisse produire les effets qu'on en attend. En été on le traira au moins quatre fois par jour : en d'autres tems, trois fois. On aura soin de le tenir tiède, & de le garder soigneusement, de manière qu'il ne soit pas exposé au contact direct de l'air : car il se gâteroit en peu de tems. Les premiers jours on donne à l'enfant un lait léger, bien fluide. S'il étoit épais & trop butireux, il deviendroit nuisible : car un estomac de cet âge ne le digéreroit pas : on l'étendra donc dans certaine portion d'eau, sur-tout si c'est du lait de vache. A mesure que l'enfant prend de l'accroissement, on diminuera la portion d'eau ; enfin on le lui donnera pur ; mais tiède, au degré que j'ai marqué ci - devant. Le meilleur tems pour traire le lait de l'animal, est environ quatre heures après qu'il a brouté, ou mangé. Alors le chyle est converti en vrai lait : la partie herbacée en est absolument dégagée, & il est devenu une substance parfaitement nutritive.

§. V. On ne fait point tetter, ni sucer le lait, aux enfans qui viennent de naître : il faut auparavant leur faire jetter les humeurs glaireuses qu'ils ont dans la gorge ; les viscosités de l'estomac, & le méconium. Ces matières leur causeroient du trouble, si elles étoient réunies avec le lait. Il faut donc leur faire prendre auparavant un peu (1) de *vin doux*. Par ce moyen on leur fortifie l'eſtomac ; & ils rejettent facilement ces humeurs avant de commencer l'uſage du lait.

Pendant le premier mois, il faut préſenter le lait aux enfans toutes les deux heures, à la doſe d'une once chaque fois ; on le leur donnera auſſi pendant la (2) nuit toutes les fois qu'ils

---

(1) L'Auteur dit formellement *un poco di vin dolce*. Mais j'ai éprouvé que quatre ou cinq gouttes de ſyrop de chicorée délayées dans dix à douze gouttes d'eau tiède, faiſoient facilement ſortir par haut & par bas ces différentes humeurs. Quelque tems après , on donne à ces enfans une eau tiède légèrement ſucrée, & on la réitère pluſieurs fois le même jour. Rien ne réuſſit mieux. L.

(2) Cet avis a ſes exceptions. Les enfans ſont ſouvent réveillés ſubitement par des cauſes différentes , ſans avoir faim à leur réveil. Il

s'éveilleront. Au second mois, on en donnera une once & demie; & deux onces au troisième. A mesure qu'ils prennent de l'accroissement (car les uns avancent plus vîte, les autres moins) on fortifiera la dose, en laissant de plus longs intervalles pour leur donner leur nourriture. Du reste, c'est sur leur estomac principalement qu'on se réglera.

§. VI. Quand on leur donnera à sucer, on aura soin de les tenir dans un air libre : car plus la force élastique de l'air peut se développer, plus ils ont de force pour tirer leur aliment; ils le feroient avec beaucoup moins de facilité dans une chambre fermée, où l'air est nécessairement très-raréfié. On

---

faut tâcher de découvrir la cause de ce réveil subit. L'agacement des nerfs, &, dans un âge plus avancé, des frayeurs nocturnes en font souvent la cause. L.

évitera cependant avec grand foin de les expofer à un air froid lorfqu'ils prennent le lait : car la tranfpiration pourroit être arrêtée chez eux par le contact de cet air. Pour obtenir cet air libre & pur dont on a befoin, on ouvrira, dans un tems convenable, & lors d'une douce température, la fenêtre qui peut tranfmettre l'air directement. Dès qu'on s'appercevra que la chair de l'enfant commence à fe rafraîchir, on fe tiendra pour averti qu'il ne faut point d'air plus froid, & on fermera la fenêtre.

§. VII. Les enfans ont coutume de tourner la vue du côté du jour le plus grand : fi l'un des yeux s'y fixe, la (1) force de l'autre fera néceffairement

______

(1) Les mufcles perdant l'équilibre de leurs forces, il en réfulte néceffairement un ftrabifme; ou des yeux louches. L

moindre. On aura donc foin de placer les enfans de manière que le jour, ou la lumière, tombe fur leurs yeux directement des pieds à la tête, & non de côté. La prudence ne permet pas non plus de faire paffer fubitement les enfans d'une chambre obfcure dans une autre très-éclairée : leurs nerfs optiques en feroient vivement affectés, vu leur extrême fenfibilité & leur délicateffe à cet âge. Il ne faut point non plus les accoutumer à regarder les objets de trop près, de peur que leur vue n'en refte (1) comme offufquée.

_____

(1) Rien de plus fage que cet avis de l'Auteur. Mais j'ai remarqué une négligence générale dans l'éducation des enfans, relativement à un point effentiel : c'eft de ne pas les accoutumer de bonne heure à juger par habitude de la diftance d'un objet éloigné. Il faut d'abord leur propofer un objet

§. VIII. Dans les premiers mois, les enfans dorment la majeure partie du jour, & de là nuit. En s'éveillant ils font différens efforts, crient, autant qu'il leur eft poffible. C'eft un figne qu'ils n'ont plus befoin de dormir; ou qu'ils fouffrent de manière ou d'autre. Il faut les lever promptement, chercher à les foulager, les appaifer; & ne pas s'obftiner, comme font nombre de femmes, à vouloir les faire dormir : car ils n'ont plus befoin de fommeil pour cet inftant-là. En fuppofant qu'ils fe rendorment, ce fommeil forcé ne

peu éloigné, leur en faire mefurer la diftance, & leur faire réitérer plufieurs fois cette manœuvre. Enfuite on place un autre objet d'un autre côté, à-peu-près à la même diftance, & on leur en demande l'éloignement. Un enfant que j'avois accoutumé à juger ainfi des diftances, fe trompoit à peine de deux pas fur deux cents. L.

leur eſt jamais ſi avantageux, que celui qui les prend naturellement.

Les femmes, dans ces circonſtances,
ne ſachant diſtinguer, s'ils pleurent par
beſoin, ou à cauſe de quelques douleurs, ont coutume de chercher à les
calmer, en (1) leur préſentant le ſein;
mais ce calme eſt toujours trompeur
& dangereux. La Nature, occupée à
détruire les cauſes du mal, néglige

---

(1) Un abus meurtrier auquel les femmes ne font aucune attention, c'eſt d'endormir les enfans, le tetton ou le biberon
à la bouche, pour le retirer lorſqu'ils dorment. Mais il leur reſte alors dans la bouche du lait qui s'aigrit, & devient un poiſon.
En outre, le relâchement général que produit le ſommeil, peut donner lieu à une
ou pluſieurs gouttes de lait de tomber dans
la trachée; & un enfant eſt auſſi-tôt ſuffo-
qué. Nombre d'enfans ont péri de cette
manière, ſans qu'on en ſoupçonnât la cauſe. L.

la digeſtion de l'aliment ; & le lait s'aigriſſant dans l'eſtomac produit de plus grands dérangemens. Il vaudroit mieux, ſans doute, tâcher de les appaiſer en remuant doucement leur berceau. Ce mouvement léger diſſiperoit peut-être la cauſe de leur douleur.

§. IX. Lorſqu'on bercera les enfans, on prendra garde de les agiter trop fort, au point de les étourdir. Il ne faut qu'un mouvement très-lent, & uniforme, pour les aſſoupir. On ne bercera pas ſouvent, de peur les y accoutumer, & de ne pouvoir plus les endormir ſans cela. L'abus dans lequel on eſt de les agiter violemment, chez nous, les accable plutôt qu'il ne leur fait du bien. Cette forte agitation trouble tou e digeſtion, fait aigrir le lait qui eſt encore dans l'eſtomac, peut provoquer un vomiſſement, & leu rcauſer ainſi de grands maux d'eſtomac.

§. X. On eſt encore chez nous dans un autre abus, non moins préjudiciable : c'eſt de ſerrer étroitement les enfans dans leurs couches avec des bandes, qui, ne leur laiſſant plus la liberté des membres, rendent néceſſairement à la déformation de toutes les articulations. A peine ſont ils nés qu'on les opprime ; on leur allonge les bras, les jambes ; on les enveloppe de tant de choſes qu'ils ne peuvent changer de poſition : voilà ce que nos femmes appellent bien habiller un enfant. Mais cette manie, cette fureur des mères, car on peut traiter ainſi leur conduite, que produit-elle ? Elle engourdit ces membres délicats, leur roidit les jambes, leur ſillonne la peau, qui paroît toujours vergetée lorſqu'on débande ces enfans, malheureuſes victimes de la ſtupidité ! De-là la ſtagnation des humeurs & du ſang, qui eſt obligé de refluer sur le centre. La poitrine est gorgée par les fluides, le bas-ventre, se gonfle, se tuméfie, les glandes s'obstruent; il survient des suffocations, des étrangle-mens, des pâmoisons, des foiblesses, & souvent des morts précipitées, ou subites; comme on le voit arriver journellement. Mères barbares ! voilà les fruits de votre cruelle stupidité.

§. XI. Malgré les dommages que cet abus cause tous les jours, presque toutes nos femmes y tiennent opiniâtrément : il semble même qu'il jette encore aujourd'hui de plus profondes racines. Aussi voyons-nous nombre d'enfans bossus, contrefaits de toute manière, graces à cette cruelle précaution des mères, à leur ignorance, à leur folie.

Il est bien rare, au contraire, de trouver parmi les enfans des Sauvages des corps ainsi défigurés. Ces sages

Sauvages n'oppriment pas leurs enfans
fous des couvertures, ne les ferrent dans
aucun lien , fe contentant de les couvrir feulement affez pour les garantir
du froid. Les Siamois , Japonnois, In-
diens , Nègres , Canadiens , Virginiens,
Brafiliens, & prefque tous les Améri-
cains , mettent les enfans nouvellement
nés fur des lits de coton fufpendus, ou
dans une efpèce de berceau couvert ,
& garni de peau. Par ce moyen , ces
enfans viennent bien conformés , forts,
& d'une fanté durable. Ces gens ne
fuivent que le feul inftinct de la Nature , comme le font les bruttes , fans
chercher à procurer à leurs defcendans
une forme artificielle, qui eft toujours
contrainte & défectueufe. Auffi ont-ils
des enfans robuftes , & de très-belle
forme.

§. XII. On ne doit donc tenir les

enfans couverts, qu'autant qu'ils peuvent être défendus du froid ; & de manière qu'on ait la liberté de les ma-
nier, les remuer, sans leur caufer aucun inconvénient.

Les enfans nouvellement nés, & fans
vice de conformation, feront couchés
fur un petit matelas, couvert de linges
bien fecs, & d'une petite couverture.
Les bords du berceau feront garnis de
manière que l'enfant, en s'agittant, ne
puiffe pas s'y heurter, & fe bleffer :
cela fuffira pour les tenir chaudement
dans l'appartement. Quoiqu'ils foient
délicats & fort fenfibles, le froid ne les
affecte cependant pas autant qu'on fe
l'imagine. Le mouvement du fang eft
beaucoup plus rapide chez eux, comme
le prouve le pouls. Les extrémités y font
plus près du centre ; ainfi la chaleur y
eft néceffairement mieux entretenue.

par-tout que dans les adultes : ce qui
eſt commun avec tous les petits animaux de différentes eſpèces.

§. XIII. Il réſulte donc de tout ce
qu'on vient de lire, que les enfans
doivent être couverts légèrement, quoique bien garnis par-tout. Par ce moyen
on leur laiſſera la poitrine en liberté ;
les poulmons feront aiſément leurs
fonctions : l'eſtomac aura un mouvement libre pour faire la digeſtion du
lait : les autres viſcères ne feront pas
comprimés de manière à rendre la ſe-
conde digeſtion imparfaite. Les enfans
n'éprouveront ni douleurs, ni obſtruc-
tion qui pourroient les conduire infailliblement au maraſme, à l'épuiſement,
à la mort. L'uſage libre des bras, des
mains, des pieds, n'eſt pas moins eſ-
ſentiel aux enfans, pour exercer leurs
forces, les augmenter ; dégager le mouvement des articulations ; leur donner

une détermination, une forme, telle que la Nature l'exige : ce qu'on n'obtiendra pas avec les liens dans lesquels on les étouffe. Qu'on observe les petits animaux dans leur nid : ils font dans un mouvement presque continuel ; ils s'exercent à fléchir leurs membres, à détruire cette espèce de gluten qui les enduisoit, les roidissoit. Par ce moyen ils facilitent le cours des humeurs, les atténuent, & rendent la transpiration beaucoup plus libre. Les enfans nous montrent tous qu'ils n'ont pas les mouvemens moins prompts, les membres moins portés à s'agiter, par une sorte d'impulsion naturelle. Pourquoi donc les priver de ce précieux avantage, & les empêcher, dans (1) des liens, de

____

(1) Les animaux ont-ils les membres contrefaits, parce qu'ils ne font pas bandés ? La Nature est-elle donc moins

prendre le développement néceſſaire à leur parfaite formation ?

Lorſque les enfans ont ſali leurs linges, il faut les changer auſſi-tôt : autrement, la pourriture de leur lit leur (1) cauſe des excoriations. Preſque

---

favorable à l'homme, parce qu'il eſt ſuſceptible de raiſon ? Mais cette même raiſon ne ſeroit-elle pas révoltée de voir un animal ainſi ſerré dans des liens dès qu'il eſt né. La Nature, dira-t-on, fait tout pour l'animal. Eh bien ! conſultons la Nature, & nous trouverons dans ſon inſtinct la règle de notre conduite. L.

(1) Cette négligence eſt encore ſuivie de bien d'autres inconvéniens, & influe ſur la ſanté de l'enfant pour le reſte de la vie, par les mauvais principes qui ſe jettent dans le corps, & altèrent la nature des fluides. Or, la texture & la ſtructure des ſolides dépendent eſſentiellement de la nature de ces fluides. Qu'on juge donc des dommages qui peuvent réſulter de leur altération. Je

*

tous les Turcs ont la prudence de laisser au fond du berceau, sous le matelas, un vuide, par lequel les excrémens tombent dans un vaisseau placé (1) dessous.

§. XIV. On aura soin de tenir libre

---

pourrois faire ici un tableau capable d'effrayer la mère la moins sensible. L.

(1) Le fond du lit des enfans de cet âge devroit toujours être une claie très-claire, couverte de paille bien sèche, grosse & longue, sans être broyée ; on étend un linge par-dessus. La partie la plus fluide des excrémens, & par conféquent la plus pénétrante, s'écouleroit facilement dans un vaisseau placé sous le lit. La balle d'avoine ne fait qu'une pourriture, dont les miasmes infectent les humeurs. La paille, loin d'être enfermée dans une toile, doit être changée tous les jours. Les enfans y seront sainement, & n'auront point occasion de se nouer, si du reste ils prennent un aliment sain, & sont en liberté dans le lit. L.

le

lé ventre des enfans qui prennent le lait : c'eſt un grand avantage pour ce tendre âge ; & une preuve du bon état de leur genre nerveux. Néanmoins il faut éviter à leur égard toute eſpèce (1) de purgatifs. S'ils en avoient beſoin, il vaudroit mieux donner à l'animal, dont l'enfant prend le lait, quelque plante légèrement purgative. On a remarqué qu'en faiſant manger de la camomille à des chèvres, on a doucement purgé les enfans qui ſe nourriſſoient de leur lait. J'ai connu pluſieurs payſans du bas pays de la Pouille, auſſi robuſtes qu'on puiſſe jamais l'être, & qui, toutes les fois qu'ils

---

(1) Les purgatifs font autant de mal aux enfans, qu'un léger vomitif leur fait de bien. Je ne ſaurois trop faire valoir la réflexion de l'Auteur. Les purgatifs tuent les enfans. L.

vouloient se lâcher le ventre, ne faifoient que fucer la mammelle d'une
brebis, ou d'une chèvre, qu'on avoit
menée paître dans des champs pleins
de camomille, ou de toute herbe analogue.

§. XV. Les enfans doivent prendre
le lait des animaux jufqu'à l'âge de
deux ans environs; afin qu'ils deviennent
forts & vigoureux. On ne peut qu'approuver les Canadiens de faire prendre
le lait à leurs enfans jufqu'à quatre ou
cinq ans. Ces gens ont eu affez de
jugement pour comprendre que les enfans en acquièrent plus de force & de
vigueur.

Lorfqu'il s'agit de fevrer un enfant,
il faut d'abord l'accoutumer peu-à-peu
à une nourriture légère, & de facile
digeftion. L'eftomac & les inteftins
étant encore trop foibles à cet âge
pour digérer un aliment groffier & vif-

queux, ils en reſſentiroient du mal.
Ainſi, lorſque l'enfant à acquis un peu
plus de forces, c'eſt-à-dire à un an &
demi, & même plus, on commencera
à lui donner un aliment un peu plus
ſolide. Pour cet effet, on fera cuire
du pain dans du lait de l'animal auquel l'enfant eſt accoutumé. Inſenſiblement ſon eſtomac ſe fera au pain ordinaire, & ſeul ; & il deviendra enſuite
pour lui un aliment ordinaire. Après
deux ans révolus, on paſſera à la panade claire : on la fera plus épaiſſe par
degré ; mais au lieu de lait, on em-
ploiera du bouillon de viande de vache,
ou du beurre frais ; de manière qu'on
arrive avec le tems à la conſiſtance d'une
panade ordinaire.

§. XVI. A peine les enfans ont-ils
goûté des alimens ſolides, que nos
femmes s'empreſſent de les gêner dans
des camiſoles étroites, & des colliers.

Si ce font des filles, on les ferre dans
des corps, qui femblent leur partager
le corps en deux comme celui d'une
guêpe : mais elles fe trompent étrangement. Au lieu de donner à ces petits corps la liberté néceffaire pour
croître avec avantage, elles les violen-
tent, arrêtent les progrès de l'accroiffement, & forcent la (1) Nature à des
écarts. La nutrition des différentes par-

____

(1) Une mère, malgré mes inftances &
mes follicitations, fait mettre un corps à
fon enfant, âgé de feize mois. Trois heures
après, l'enfant devient tout violet, jette les
hauts cris. On me demande ; je l'examine :
il avoit une defcente, qui s'eft guérie. A la
neuvième année elle reparut : un fufpenfoir
bien tenu la fit heureufement rentrer. L'enfant a douze ans : reparoîtra-t-elle ? Je n'o-
ferois affurer le contraire. J'ai cité dans
l'Ouvrage de Rofen d'autres exemples des
dangereux effets des corps de baleine. L.

ties ne fe faifant donc pas avec la progreffion & dans les rapports déterminés par la Nature, il en réfulte que pendant qu'une partie acquiert plus de volume, l'autre ne prend qu'une foible augmentation ; & infenfiblement le corps fe défigure avec les années. Voilà pourquoi l'on voit, fur-tout parmi les femmes encore plus que chez les hommes, tant de fujets avec les épaules prominentes, hideufes, les hanches caves d'un côté ou de l'autre, le bufte renverfé, la poitrine rétrécie, haletante au moindre pas, faute d'avoir eu le développement néceffaire.

« Je puis ajouter pour fuivre l'Au-
» teur, ce que les diffections anato-
» miques m'ont montré. En décharnant
» des corps de femmes, j'apperçus,
» avec beaucoup de furprife, plufieurs
» des vraies côtes inférieures entière-
» ment applaties fur les côtés, & for-

» mer presque un angle aigu sur le
» devant. Quelques fausses côtes ren-
» troient entièrement dans l'intérieur,
» de manière à causer la plus grande
» gène aux viscères. Or, je demande
» si avec une pareille conformation ,
» les sujets pouvoient se bien porter,
» & jouir de la liberté des mouvemens
» auxquels la Nature a destiné les or-
» ganes ? Dans une telle astriction,
» est-il étonnant que la poitrine soit
» gorgée de sang ; que les poumons &
» les muscles perdent leur ton ; que
» de-là il résulte les affections de poi-
» trine les plus dangereuses ; la pul-
» monie, la phtisie, des douleurs d'en-
» trailles les plus cuisantes , sur-tout
» dans les tems des grossesses ; enfin
» des fausses-couches réitérées chez les
» femmes, & des descentes presque
» inévitables chez les hommes, à l'un
» ou l'autre période de la vie ? On

» attribue fouvent à une caufe mal ap-
» perçue, un mal qu'on avoit préparé
» dès l'enfance. Mais, ce qui eft in-
» concevable, c'eft que les femmes
» cherchent elles-mêmes à fe procurer,
» par les corps, ce gros ventre dont
» elles ont tant d'envie de fe garantir.
» Les fuites n'en font pas moins fâ-
» cheufes, pour les enfans qu'elles con-
» çoivent. Le fétus trouvant trop de
» réfiftance dans la conformation d'une
» mère, dont les flancs s'oppofent à
» l'expanfion de la matrice, ou y croit
» peu, arrive à terme foible, prefque
» languiffant, & vit à peine en voyant
» le jour ; ou bien il périt par une
» fauffe-couche, dont la caufe a été
» déterminée depuis long-tems. Mères
» aveugles, & fouvent cruelles dans
» votre pitié mal entendue, confidérez
» les enveloppes dans lefquelles vos
» enfans naiffent, & comprenez enfin

» que la Nature veut pour le dévelop-
» pement de vos enfans, tout ce qu'il
» y a de plus souple, de plus capable
» de céder à ses efforts. Le sein dans
» lequel elle renferme le plus cher
» objet de votre espoir, n'est qu'une
» cloison molle & flexible : imitez-
» donc la Nature, qui sait former un
» enfant dans cette prison toujours prête
» à s'agrandir ; & ne lui dites pas
» qu'elle se trompe dans les dimen-
» sions qu'elle donne à vos corps. Les
» plus parfaits modèles que les Sta-
» tuaires ont à imiter, sont les copies
» de ces belles femmes de la Grèce,
» où l'on trouve encore des modèles
» vivans aussi beaux que dans l'anti-
» quité : or, ces femmes laissoient
» croître librement les corps de leurs
» enfans, sans gêne, sans contrainte :
» elles laissoient faire la Nature ; parce
» que la Nature est déterminée pour

» les proportions les plus exactes ; &
» qu'on a toujours tort de vouloir lui
» apprendre son devoir. »

§. XVII. Ainsi, dès qu'on commencera à habiller un enfant, on évitera
tout ce qui peut être étroit, lourd,
gênant. On ne lui fera porter rien que
de bien léger, & de fort large. Une
chemise, une camisole de futaine,
dont les manches tombent jusqu'au
coude, un caleçon, qui serve même
de bas, feront tout l'appareil requis pour
les garantir de l'impression trop forte
de l'air. Dans l'hiver, on pourra y
ajouter une tunique longue & spacieu-
se, qui tombe jusqu'aux pieds, & faite
d'une étoffe de laine assez mince : ce
qui sera léger & chaud. C'est ainsi que
se comportent presque toutes les Nations de l'Asie, de l'Afrique, & de
l'Amérique. Par ce moyen, il y a si

peu d'enfans contrefaits dans ces Contrées-là, qu'on a penfé qu'on y faifoit mourir tous ceux qui étoient mal conformés.

§. XVIII. Toute femme qui voudra donc ne pas allaiter de fon propre fein, peut fe fervir, avec les plus grands avantages, de la méthode que je viens de détailler : elle évitera par-là tous les maux, les dangers, qui réfultent ordinairement des Nourrices étrangères. Les règles que j'ai prefcrites, feroient fans doute d'une utilité inappréciable, furtout pour ces milliers d'enfans qu'on apporte dans notre Hôpital de l'Annonciation. On n'y verroit pas mourir, par la faute des Nourrices, ces tendres rejettons, dont la confervation fait une partie de la richeffe de l'Etat. On pourroit même y en élever un plus grand nombre, fans furcharger la Mai-

son, en les souftrayant des mains barbares auxquelles on a été , jusqu'ici ,
obligé de les abandonner , mais pour
les livrer à la mort.

CHAPITRE VI.

Du lait des Animaux considéré comme remède pour les maladies des Enfans.

§. I. IL est démontré par l'expérience, que le lait des animaux qui vivent d'herbes & de feuillages, a presque toutes les propriétés des végétaux dont ils se nourrissent, même après qu'il a été élaboré par leurs organes & mêlé à leurs humeurs. Voilà pourquoi il paroît d'autant plus doux au goût, que les pâturages abondent en herbes agréables & sapides. S'il en a le goût, il participe aussi à leurs qualités alimentaires. D'abord il devient clair, très-délayé : mais ensuite il prend un autre caractère. Ce qu'il y a de plus dense se sépare, enfile de nouvelles routes, & constitue la partie la plus grossière du sang. Voilà pourquoi l'on ne voit alors paroître aux mammelles de l'animal qu'un fluide séreux.

§. II. Toute espèce de lait differe selon la saison. Pendant l'été, la transpiration devenant plus grande, le lait (1)

----

(1) Galien a fort bien dit, que ce qu'il y a de plus liquide s'épaissit avec le tems; de sorte qu'au milieu de l'été, cela devient plus épais & plus sec. » *de aliment. facult.* L. II. — Ce raisonnement de Galien cité par l'Auteur, me paroît fort mal appliqué ici. Les animaux trouvant dans la belle saison un bien plus grand nombre de végétaux à brouter, s'abreuvent aussi de beaucoup plus d'humidité que dans l'hiver; saison pendant laquelle les fourrages verts leur manquent, au moins en grande partie. Je soutiens aussi que le lait est plus délayé dans la belle saison qu'en hiver. L'Auteur

eſt plus épais que dans l'hiver, tems
où la partie aqueuſe étant plus conſidérable, devient un véhicule plus fluide
pour la partie la plus épaiſſe. On juge
ordinairement du lait, par le rapport
qu'il y a entre la quantité, les qualités
de la partie féreuſe & celles de la
partie butyreuſe. Le lait contient les
parties ſalines & huileuſes des plantes,
étroitement unies entr'elles ; c'eſt pourquoi il a les vertus ſavonneuſes des
végétaux dont il a été principalement
formé.

---

s'appui ici de l'homme, qui, en diſant aſſez
ſouvent de bonnes choſes, a fait les rai-
ſonnemens les plus abſurdes qu'on ait jamais
produits. On ſait, ſans Galien, que la chaleur deſsèche : mais lorſqu'il entre dans les
humeurs plus de fluide, elles doivent être
moins épaiſſes. La tranſpiration inſenſible ne
doit pas non plus être confondue avec la
ſueur. L.

§. III. Tout le monde fait que les alimens qui laiſſent dans les inteſtins, après
la digeſtion, beaucoup de matières féca-
les, doivent avoir fourni un chyle, qui,
quoiqu'en moindre quantité, eſt cependant de meilleure qualité que celui des
alimens qui laiſſent peu d'excrémens.
Telle eſt la nature des végétaux : (1)

---

(1) L'Auteur conclue ici trop généralement. Tel eſtomac s'accommode très-bien
des végétaux, tandis qu'un autre ne digère
que la viande. Tel autre digère bien le bœuf
& le porc, ſans pouvoir digérer du poulet.
Voyez à ce ſujet ce qu'a dit Zimmerman,
dans ſon Traité *de l'Expérience*, publié en
françois, avec mes obſervations. La qualité
des alimens n'eſt que relative : l'âge, le cli-
mat, les circonſtances, les rendent plus ou
moins avantageux. J'ai d'ailleurs beaucoup
de peine à paſſer à l'Auteur, » que les ali-
» mens qui laiſſent une plus grande quantité
» de matière fécale après la digeſtion, ſoient
» toujours les plus ſalubres. L.

ils laiſſent beaucoup plus d'excrémens que les alimens pris des ſubſtances ani-males : il n'eſt donc pas étonnant qu'ils fourniſſent une matière nutritive, plus louable que les viandes quelconques.

§. IV. Tandis que le fétus eſt en-fermé dans la matrice, les humeurs qui circulent par ſes canaux ſont ſaturées de ſubſtance nutritive déjà préparée par la mère, & qui s'inſinue en abondance dans les parties ſolides. Mais, comme dans cet état il n'y a pas de tranſpira-tion inſenſible, la matière nutritive n'acquiert pas ce degré de conſiſtance auquel elle parvient après : ainſi la nu-trition, quoiqu'abondante, n'eſt cepen-dant pas parfaite. Dès que le fétus eſt né, il s'exhale il eſt vrai beaucoup plus d'humidité ſuperflue de ſon corps, par la tranſpiration : mais cela n'eſt pas en-core ſuffiſant pour le purger, & le dé-gager entièrement de l'humeur ſurabon-

dante : ainfi, fes fluides venant à s'al-
térer, il en réfulte diverfes maladies.
Telles font, des maux de cœur, des
vomiffemens, des diarrhées, des douleurs, des aphtes, des toux, des in-
fomnies, des convulfions, l'atrophie,
des froncles, différentes affections à la
tête, &c. &c.

Ces maux proviennent ordinairement
de l'acrimonie des humeurs. Or, les
enfans qu'on abandonne à des Noûrri-
ces, doivent, d'après ce que j'ai dit,
y être plus fujets que ceux qui font allaités félon ma méthode. Je dis, outre
cela, que la conftitution des enfans
variant félon celle des pères & mères,
il en réfulte que ceux qui font nés de
parens foibles, ou valétudinaires, font
plus fujets à différens maux que ceux
qui font nés de parens fains & robuftes.

§. V. Le mal de cœur eft un des

dérangemens auxquels les enfans nouvellement nés sont particulièrement sujets. Il se manifeste par une oppression
de poitrine, accompagnée de difficulté
de respirer, & de gonflement du bas
ventre. Ce mal vient ordinairement de
ce que tout le méconium n'a pas été
évacué, & que les humeurs étrangères
des premières voies se sont converties
en flatuosités. Dans ce cas-ci, on doit
sur-tout songer à faire évacuer les humeurs étrangères par les moyens con-
venables. Tels sont des juleps émolliens, & très-légèrement purgatifs. L'application externe des calmans, passe
pour très utile. Le lait d'ânesse paroît
sur-tout indiqué dans ce cas-ci; parce
qu'il a beaucoup plus que les autres
les principes émolliens & lubréfians
dont on a besoin. Je ne sais pourquoi
nous sommes si éloignés d'approuver
dans nos climats Européens l'usage des

anciens Scythes, qui faisoient écouler toutes les impuretés des enfans, à leur naissance, avec le lait de jument; comme le rapporte Athénée. L. VI.

§. VI. Les enfans sont encore sujets, par la même raison, aux vomissemens (1) & aux hoquets, les premies jours de leur naissance. On leur donnera donc des clystères émolliens & calmans. Si ces inconvéniens viennent du lait de femme, de mauvaise qualité, il faut sur-le-champ en prendre un autre, & particulièrement celui d'un animal : or, ce lait-ci ne manque & ne se cor-

---

(1) Un peu d'eau sucrée, tiède, m'a parfaitement réussi dans ce cas-ci, avec mes enfans. J'ai même eu soin qu'on leur en fît prendre une cuillerée tous les jours. Rien ne fond mieux les humeurs glaireuses, & ne fait couler plus heureusement les selles des enfans. L.

rompt que difficilement. Si l'on ne prend ce parti, le trouble des viſcères ira toujours en augmentant. On a coutume de recourir aux opiats : mais cette méthode ne me paroît pas devoir être admiſe. Les mauvais effets qui réſultent de ces médicamens, dans des corps auſſi délicats, me font croire qu'on ne doit les employer (1) qu'avec une extrême retenue.

§. VII. Le défaut de tranſpiration ſuſcite auſſi la diarrhée dans les enfans : leurs excrémens ſont de couleur différentes, fétides, & d'une conſiſtance également différente. Les humeurs qui devoient tranſpirer, ſe fixent ſur les inteſtins, les irritent, en accélèrent le mouvement périſtaltique, en y (2) at-

---

(1) *Voyez* ma Note 1. Chap. III. & Roſen.

(2) Je voudrois pouvoir tranſcrire ici ce

tirant une plus grande quantité de fluides. Ces évacuations ne font pas meurtrières à ce tendre âge comme on le penfe ; c'eſt leur fuppreſſion précipitée que l'on doit craindre : elle a fouvent été mortelle. Le moyen le plus sûr, eſt de prévenir le danger par de légères frictions fur la peau, pour exciter la tranfpiration. C'eſt donc avec raiſon que Galien recommandoit (1) aux Grecs, & à ſes Romains plus policés, de frotter le corps des enfans avec un peu de ſel, pour maintenir en eux la tranfpiration, & pour fortifier, aſſurer leur fanté. Le tems a fait né-

---

que le favant Efpagnol Feyjo a dit fur cet effet dangereux des purgatifs, dans fon *Théâtre critique*. On le confultera avec beaucoup d'avantage. Aucun Médecin n'a fi bien raifonné que ce Moine fur cet article. L.

(1) Galien : *de fanit. tuend.* L. I. C. VII.

gliger ce moyen préfervatif & curatif ; mais pour rendre les enfans plus fujets aux maladies.

§. VIII. *Angelo Capello*, Maçon, qui demeuroit alors à *Monte-Santo*, avoit une fille d'environ fix mois, lorfque la mère mourut. Le changement de lait lui avoit occafionné une diarrhée. Peu-à-peu elle tomba dans le marafme. Appellé pour la voir, je penfai que le lait de fa Nourrice étoit la caufe de fon état. J'y fis fubftituer celui de chèvre felon ma méthode. Ce changement de lait parut faire ceffer le cours de ventre pendant les premiers jours ; mais il la reprit deux femaines après. Alors je jugeai que le mal venoit moins du lait que de toute autre caufe. J'imaginai donc de faire frotter doucement le corps de cet enfant avec du fel bien pulvérifé ; & l'évènement juftifia ma conduite. En huit jours elle fut

rétablie, au point que depuis ce tems-
là elle n'a éprouvé aucune autre incommodité : or, il y a feize mois dans
le moment où j'écris ceci. Elle a toujours continué le lait de chèvre avec
beaucoup d'avantage.

§. IX. Les enfans éprouvent auffi des
douleurs dans les vifcères pendant la
lactation. Alors, ils fe débattent, s'a-
gittent de toute manière, n'ont point
de repos, & crient continuellement. Si
l'on examine leur ventre, on le trouve
un peu enflé : leur refpiration eft cour-
te, & difficultueufe. La caufe de ces
fcènes, eft ordinairement le méconium
qui a féjourné trop de tems dans les
inteftins, ou un acide poignant qui
irrite l'eftomac.

Dans ces circonftances, il faut un
lait qui ait une qualité propre à ranimer le mouvement trop lent des vifcères, & à folliciter l'évacuation des

matières hétérogènes. Ainsi le lait de chèvre doit être préféré, parce qu'il est particulièrement chargé des principes végétaux, comme de celui de chiendent, de chicorée, & autres semblables. Le docte Varron le conseilloit déjà de son tems, & vouloit qu'on employât un lait animal adapté à la cure des maux particuliers, en fournissant à l'animal la pâture, ou l'aliment, qui conviendroit le mieux au cas actuel.

§. X. Les aphtes (1) attaquent aussi beaucoup d'enfans. Ils se manifestent d'abord aux gencives; de-là se portent au palais, & s'étendent par toute la bouche, gagnent la luette, & même le fond de la gorge.

____

(1) Je conseille de lire ce que Rosen a dit à ce sujet : ses observations importantes serviront à completter la cure, que souvent le lait ne pourra pas achever. L.

§. XI.

§. XI. Pour les guérir, il faut exciter, & diriger avec douceur l'impulsion des fluides vitaux vers les parties affectées ; afin que leur action détache les croûtes ulcéreuses, & les faſſe tomber. Les boiſſons délayantes, réſolutives, & déterſives, ſont preſque toujours les remèdes ſpécifiques contre cette affection : mais malheureuſement il faut convenir qu'elles ne peuvent être que rarement miſes en uſage ; parce que les enfans ſe refuſent à les prendre, ou n'en prennent que malgré eux. Or, cette contrainte, dans le moment où l'on s'occupe de guérir les aphtes, peut être (1) ſuivie d'autres inconvéniens plus conſidérables.

---

(1) Il ne faut cependant pas renoncer légèrement à ces boiſſons, & aux moyens curatifs externes. Avec un peu de patience, on peut avoir quelques ſuccès. On conſul-

F

Il semble donc que l'unique expédient auquel on puisse recourir, est le lait animal, sur-tout celui d'ânesse. Outre la propriété qu'il a de mettre les humeurs visqueuses en mouvement, & de les disposer à l'évacuation, il a encore celle de tempérer, de nettoyer, corriger les humeurs par un principe (1) balsamique. Si l'on donne pour nourriture à l'ânesse les herbes particulièrement indiquées pour détruire les ulcères, comme branche-ursine, pariétaire, guimauves, chicorée, agrémoine, il en résultera un plus prompt avantage. Le lait se trouvera alors chargé

---

tera, si l'on veut, Roseen, Armstrong, & l'Ouvrage Anglois que M. Underwood vient de publier sur les *maladies des enfans*, p. 50. Il vient d'être mis sous presse en françois. L.

(1) Voyez Cheyne, *Méthode naturelle de guérir*. Chap. II.

de tous les principes naturels de ces plantes. C'eſt par ce moyen que j'ai guéri un enfant qui avoit la bouche toute remplie d'aphtes, & ne pouvoit même ſouffrir le moindre *lénitif* appliqué ſur ſes ulcères, tant étoit abondante la matière acrimonieuſe qui s'étoit jettée ſur ces parties-là. Je le tirai de cet état, en lui faiſant quitter le lait de femme, pour celui d'âneſſe, animal qui pour lors ne vivoit que de pur chiendent & de chicorée.

§. XII. Il arrive fort ſouvent, que quand les parens ſortent du logis, les femmes, chargées du ſoin de l'enfant, voulant profiter d'un moment de liberté, quittent une chambre chaude, & s'expoſent, avec l'enfant dans les bras, à un air froid. De-là réſultent fréquemment des toux conſidérables, des catharres.

Dans ces cas-ci, le lait doit être un

peu ftimulant, & réfolutif, pour augmenter l'action des folides, de manière
que les humeurs arrêtées dans la trachée, ou dans les bronches, puiffent
être détachées, & jettées au-dehors. Le
lait de chèvre ayant des principes ré-
folutifs, convient très-bien dans ces
maladies. Je crois même qu'on doit le
préférer ici à celui de tout autre animal, dans la vue de corriger le caractère (1) putride que les humeurs des
enfans prennent, à ce que l'on penfe,
dans les affections catharreufes.

---

(1) J'ai plufieurs fois cru m'appercevoir
de ce caractère dans ces cas-ci, à l'odeur
de l'humeur tranfpirable dont les linges des
enfans étoient imprégnés. Leur lit, fans être
d'ailleurs fali, exhaloit des miafmes très-
fétides. Il eft certain que ces humeurs af-
fluentes & fixées dans des parties auffi chau-
des que la poitrine & la gorge, ne peuvent
que contracter bientôt une nature alkalef-

§. XIII. Les convulfions ne font point dangereufes pour les enfans, lorfqu'elles ont pour caufe la trop grande quantité de lait : car ils s'en délivrent ordinairement en vomiffant. Mais il y a beaucoup de rifque fi elles font caufées par l'impureté des vifcères, ou par l'acrimonie du fang. L'âneffe qu'on nourrit d'herbes fraîches, comme de celles des prés, de camomille, de char-

---

cente & très-acrimonieufe, qui tend néceffairement à la putréfaction. La contagion ne tarde pas à fe répandre par toute la maffe des humeurs, fur-tout dans ces petits corps; & l'on eft même fort heureux fi l'inflammation ne s'y joint pas. J'ai eu occafion d'en obferver un exemple dans une petite fille, de l'âge le plus tendre. Une faignée, quelques boiffons délayantes, & l'ipécacuanha donné à très-petite dofe, comme fondant & diaphorétique, ont difcuté & précipité toutes ces humeurs tenaces. L.

don-bénit, & autres plantes semblables, fournit alors un lait qui a la vertu de fortifier l'eftomac délicat des enfans, de purifier le fang, mieux qu'aucun autre remède. On peut donc croire qu'il aura de l'efficacité dans cette nombreufe variété de maladies, qui font produites par une mauvaife digeftion, un fang impur, & vapide. Ainfi le lait d'âneffe paroît être de la plus grande utilité pour les convulfions des enfans.

Je l'ai éprouvé il y a peu de tems à l'egard d'un enfant, qui depuis plufieurs mois étoit cruellement tourmenté de convulfions, & à qui je fis quitter le lait de fa Nourrice, pour y fubftituer celui d'âneffe. Il s'eft parfaitement guéri : il l'a continué, felon ma méthode, pendant tout le tems de la lactation, avec beaucoup d'avantage, fans avoir eu befoin d'autres fecours.

§. XIV. Si les convulſions ont les vers pour cauſe, on aura ſoin de les faire mourir, ou de les expulſer le plutôt poſſible. Mais il faut prendre garde d'employer des vermifuges trop actifs, & des ſpécifiques : car ces moyens curatifs offenſent le ſyſtême nerveux des enfans, par cela même qu'ils ont la vertu de tuer les vers : il vaut donc mieux tenter d'abord la cure avec des clyſtères de lait animal. Ces clyſtères relâchent les tuniques contractées des inteſtins, leurs ſpaſmes ; les défendent, par leurs qualités onctueuſes. Par ce moyen, on peut (1) enſuite ſûrement expulſer

---

(1) Notre Auteur eſt ſi court ſur l'article des vers, que je conſeille de recourir à Roſeen : ſon chapitre *des vers* eſt un chef-d'œuvre. Il paroît que M. Baldini ne l'a pas connu. Les moyens curatifs que pro-

les vers. Il semble qu'on doive atten-
dre la même efficacité des linges trem-
pés dans le lait, & mis sur les viscères, en y joignant un peu de thériaque sur l'ombilic.

§. XV. L'atrophie est encore une
autre maladie à laquelle les enfans sont
sujets : c'est un épuisement général,
une consomption des parties musculai-
res, produite par la fonte & la dissolu-
lution totale des humeurs. L'atrophie
est (1) ou nerveuse, ou l'effet des évacuations. Cette maladie est très-diffi-

---

pose M. Underwood exigent de la prudence pour les enfans d'un âge aussi tendre.
Au reste, voyez-le pag. 149. Edit. Angl.

(1) L'atrophie des enfans peut avoir beaucoup d'autres causes. Voyez Underwood,
p. 112. Les réflexions qu'il fait sur cette
maladie, sont on ne peut plus sensées. L.

cile à guérir, ſi l'on n'y porte pas remède dès le commencement : elle dé-
génère alors en un gonflement œdéma-
teux du corps.

On voit que dans ce cas-ci, il faut
recourir à un lait chargé d'acide ra-
fraîchiſſant ; non-ſeulement pour empêcher la putridité qui a déjà lieu,
mais pour corriger la trop grande quantité des ſels alkalins volatils. Il paroît
donc que le lait de vache, ou de brebis, eſt alors de la plus grande importance. En effet, outre que ce lait ſe
convertit promptement en ſuc nutritif,
il modère, change le caractère putride
des fluides, & diminue un peu l'acrimonie des ſels alkalins.

Pour obtenir d'une vache, ou d'une
brebis, un lait qui convienne mieux
aux enfans atrophiques, il faut les
nourrir d'orge, d'avoine, de bled de
Turquie. Ces grains ont une ſubſtance

glutineufe qui nourrit davantage, fans lacher le ventre (1).

§. XVI. Quelques enfans deviennent rachitiques vers le neuvième mois de leur naiffance, ou plus tard. Cette (1)

---

(1) L'Auteur raifonne ici d'après un paffage d'Hippocrate, que d'abord il cite mal-à-propos, du livre de *la diète dans les maladies aiguës*. Il eft du fecond livre *de la diète.* p. 356. *Edit. Foës. Francofurti.* 1621. Enfuite, ce paffage n'eft pas relatif à fon raifonnement. Hippocrate y dit, felon le grec, « les différentes efpèces de bled font d'une » fubftance plus forte que l'orge, & nour- » riffent davantage, mais lâchent moins le » ventre ». L'Auteur n'a probablement pas conféré ici le texte grec. L.

(1) L'Auteur traite encore fi brièvement cette maladie, que je ne puis me difpenfer de renvoyer aux détails que j'ai donnés à ce fujet dans Rofeen. Celui-ci n'en avoit dit non plus que très-peu de chofes. M. Underwood fe borne auffi à des généralités,

maladie ne confifte que dans une nutrition inégale, qui prive certaines parties de la nourriture néceffaire, & les
fait maigrir ; tandis que d'autres en
prennent trop, & en même-tems s'ac-
croiffent beaucoup au-delà des proportions naturelles. On remarque à ces enfans une très-groffe tête ; les apophyfes
vertèbrales paroiffent tuméfiées ; la poitrine prend une forme irrégulière : enfin les fpafmes & le marafme fe ma-
nifeftent.

Un tel état demande un lait fpiri-
tueux, réfolutif, pour ranimer les mouvemens languiffans des enfans, & pour
fondre la vifcofité de leurs humeurs.
Le lait de chèvre eft ici préférable à
tout autre. On y trouve un principe

---

tant pour les caufes, que pour le traitement
de la maladie. p. 119. On trouvera dans ce
que j'en ai dit des détails plus précis. L.

actif, vivifiant, qui peut stimuler les tendres solides des enfans, les obliger à se contracter, à se mouvoir avec plus d'énergie, à rendre par ce moyen la circulation des humeurs plus libre, plus facile par-tout le corps. On nourrira pour lors la chèvre des herbes requises pour ces vues; comme de menthe, de trefle, de marjolaine, & autres semblables; & l'on aura un lait spiritueux, & tel qu'il le faut pour ramener les membres des enfans à cette régularité que demande la Nature. On agira de même dans toutes les autres affections qui viennent de la même cause dans les enfans; & il sera possible de les combattre heureusement avec le même moyen.

§. XVII. Les enfans font encore sujets à différentes éruptions cutanées à la tête, à la circonférence du corps. Ces éruptions font furfuracées, farineuſes, pſoriques : quelquefois ils ſont attaqués de froncles très-douloureux. Le défaut de tranſpiration, vu l'épaiſſeur des humeurs, leur acrimonie, la négligence ſur la propreté, ſont les principales cauſes de ces différentes affections. D'abord, il faut avoir ſoin de laver tous les jours les enfans dans l'eau fraîche en été, & dans l'eau tiède en hiver, les eſſuyer auſſi-tôt, & les couvrir (1). On fera cela le matin ſurtout : enſuite il faut aller au but direct de la guériſon. Si on les allaite ſelon ma méthode, on fera manger aux animaux, qui fourniſſent le lait, des herbes capables de calmer le ſang, d'adoucir la lymphe, & l'acrimonie des humeurs en général : comme le chien-

---

(1) L'Auteur renvoie ici à un autre de ſes Ouvrages, intitulé : — Traité des bains froids. Part. 2. c. 1. en Italien.

dent, l'ofeille, les feuilles de raifort, des carottes, &c.

§. XVIII. Comme on ne fauroit être trop attentif à ce qui peut déranger la fanté des enfans, & fur-tout leur occafionner des affections fpafmodiques, je préviendrai ici que les odeurs leur font très-préjudiciables. C'eft un ufage bien condamnable que de mettre derrière les enfans, ou près d'eux, des bouquets, ou des herbes très-odorantes; fur-tout quand ils font malades : on ne fait par-là qu'augmenter le mal. L'efprit recteur qui s'exhale des plantes, & fe répand dans la chambre avec la volatilité la plus pénétrante, contient un phlogiftique éthéré, capable de fufciter de (1) nouvelles irritations, & de ranimer le foyer d'une maladie. C'eft

______

(1) Voyez les Actes de Copenhague, vol. V.

pourquoi nous obfervons fouvent qu'une rofe, un œillet, mis dans la main d'un enfant, donnent lieu à différentes maladies : comme on le trouve auffi attefté par (1) Bartholin. Au moyen de l'irritation caufée par l'impreffion de l'odeur, les humeurs fe jettant avec plus d'abondance à la tête, & y formant plus qu'ailleurs un centre de mouvement, il en réfulte néceffairement de très-fâcheufes révolutions. De-là viennent l'affoibliffement de la vue, de la mémoire, & différentes affections (2) incurables à la tête.

§. XIX. On doit ranger parmi les fyncopes & les afphyxies les plus dangereufes produits par cette caufe, le

______

(1) *Hiſt. anatom. & medic. cent. obferv.* 64.

(2) Morgagni. *De fedib. & cauf. morb.* Epiſt. III. art. 8.

cas que j'obfervai en Décembre dernier. Le fils d'un illuftre Seigneur Napolitain fe trouvoit près d'un linge parfumé de l'odeur de la *fans pareille*. Bientôt après il fe trouva mal, tomba dans une fyncope effrayante ; il n'en feroit pas revenu, fans doute, fi on ne l'avoit enlevé de là pour l'expofer dans un autre air. Le célèbre Médecin Triller (1) nous

______

(1) Differt. *De Virgine, a copiofis violis in claufo loco halantibus in quo dormiverat, extinctâ.* Lipfiæ 1754. Triller, dont parle ici notre Auteur, étoit un de ces hommes à qui on ne peut facilement en impofer. Les Anglois ont parlé, il y a peu de tems, de faits femblables : d'autres les conteftent. Mais après avoir vu tomber en fyncope deux perfonnes en deux endroits différens, & moi-même ne pouvant endurer, fans un violent mal de tête, des odeurs très-agréables à d'autres ; je crois que ces faits font très-poffibles. L.

donne des détails on ne peut plus perfuafifs au fujet d'une petite fille, qui, d'ailleurs bien portante, mourut fubitement en Allemagne, dans une chambre fermée, où il fe trouvoit des violettes fraîchement cueillies.

§. XX. On fent donc par tous ces détails que les fleurs, les herbes ou les plantes odorantes doivent faire les plus fâcheufes impreffions fur le corps des enfans, s'ils en font frappés pendant quelque tems; fur-tout les odeurs réduites en extraits par quelque opération chymique. Si nous ne voyons pas que les odeurs produififfent de pareils effets chez les Anciens, c'eft, ou parce qu'ils n'ont pas été obfervés, ou parce que l'habitude les garantiffoit des fâcheufes impreffions. Ils avoient par-tout des odeurs; aux repas, aux bains, aux facrifices; & fe faifoient même précéder

d'enfans qui portoient des parfums fufpendus (1) à leur cou.

§. XXI. Si les mères fe décident à
fuivre ma méthode, d'après les avantages que j'en ai eus en tant de ren-
contres, j'ofe leur affurer qu'elles ne
verront plus cette foule de maux acca-
bler leurs enfans : la population en deviendra plus nombreufe ; les hommes
feront plus utiles à l'Etat, parce qu'ils
feront plus robuftes, & plus forts.

---

(1) C'eft ce que dit Juvenal, *Sat. II.*

                    Sed tamen, undè
Hæc emis ? hirfuto fpirant opobalfama collo
Quæ tibi ! &c.

Voyez, ajoute l'Auteur, mon petit Traité,
De odorum mechanifmo in corpore humano.

F I N.

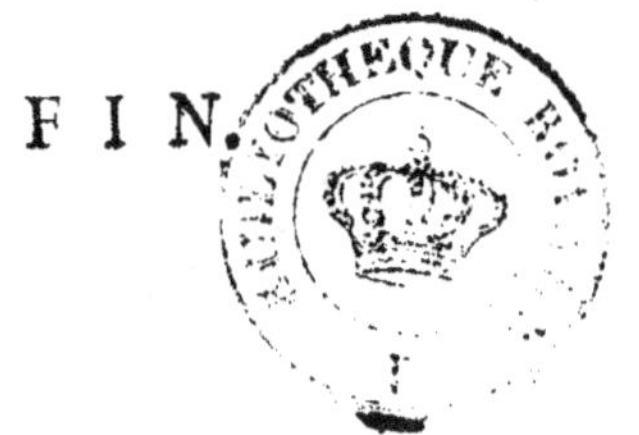

DESCRIPTION du Biberon pour allaiter les Enfans.

Figure 1.

A. *Corps du vaiſſeau.*

B. *Hémiſphère qui ſe joint à vis avec celle qui tient à l'extrémité du vaiſſeau par un collet.* cc.

cc. *Collet dans lequel s'inſère le bout du vaiſſeau.*

D. *Bouton externe que forme l'éponge, & que l'enfant prend à la bouche pour ſucer.*

E E. *Diamètre de la rondeur du corps de ce même vaiſſeau.*

F F. *Diamètre du col du vaiſſeau.*

G. *Ouverture par laquelle paſſe le bouton, ou le bout de l'éponge.*

Figure 2.

B B. *Les deux hémiſphères ſéparées.*

C C. *Collet de celle qui tient au vaiſſeau.*

D. *Eponge externe & interne. Celle-ci peut ſe prolonger dans le col du vaiſſeau juſqu'à ſon corps.*

G. *Orifice de l'émiſphère par laquelle ſort l'éponge.*

APPROBATION.

J'AI lu par Ordre de Monfeigneur le Garde des Sceaux, un Manufcrit ayant pour titre : *Manie·e d'allaiter les Enfans à la main, &c. traduit de l'Italien de M. Baldini ;* & je n'y ai rien trouvé qui put en empêcher l'Impreffion. A Paris ce 7 Novembre 1785.

DE GARDANNE.

PRIVILEGE DU ROI.

LOUIS, PAR LA GRACE DE DIEU, ROI DE FRANCE ET DE NAVARRE : A nos amés & féaux Confeillers, les Gens tenans nos Cours de Parlement, Maîtres des Requêtes ordinaires de notre Hôtel, Grand-Confeil, Prévôt de Paris, Baillifs, Sénéchaux, leurs Lieutenans Civils, & autres nos Jufticiers qu'il appartiendra : SALUT. Notre amé le fieur BUISSON, Libraire, Nous a fait expofer qu'il defireroit faire imprimer & donner au Public, un Ouvrage intitulé : *Manière d'allaiter les Enfans à la main, &c. traduit de l'Italien de M. Baldini, &c.* s'il Nous plaifoit lui accorder nos Lettres de Permiffion pour ce néceffaires. A CES CAUSES, voulant favorablement traiter l'Expofant, Nous lui avons permis & permettons par ces Préfentes, de faire imprimer ledit Ouvrage autant de fois que bon lui femblera, & de le faire vendre & débiter par-tout notre Royaume pendant le tems de cinq années confécutives, à compter du jour de la date des Préfentes. Faifons défenfes à tous Imprimeurs, Libraires, & autres perfonnes, de quelque qualité & condition qu'elles foient, d'en introduire d'impreffion étrangère dans aucun lieu de notre obéiffance; À la charge que ces Préfentes feront enregiftrées tout-au-long fur le Regiftre de la Communauté des Imprimeurs & Libraires de Paris, dans trois mois de la date d'icelles, que l'impreffion dudit Ouvrage fera faite dans notre Royaume, & non ailleurs, en bon papier & beaux caractères; que l'Impétrant fe conformera en tout aux Réglemens de la Librairie, & notamment à celui du 10 Avril 1725, & à l'Arrêt de notre Confeil du 30 Août 1777, à peine de déchéance de la préfente Permiffion; qu'avant de l'expofer en vente, le manufcrit qui aura fervi de copie à l'impreffion dudit Ouvrage, fera remis dans le même état où l'Approbation y aura été donnée, ès-mains de notre très-cher & féal Chevalier, Garde des Sceaux de France, le Sieur HUE DE MIROMESNIL, Commandeur de nos Ordres; qu'il en fera enfuite remis deux Exemplaires dans notre Bibliothèque publique, un dans celle de notre Château du Louvre, un dans celle de notre très-cher & féal Chevalier, Chancelier de France, le Sieur DE MAUPEOU, & un dans celle dudit Sieur HUE DE MIROMESNIL; le tout à peine de nullité des Préfentes, du contenu defquelles vous mandons & enjoignons de faire jouir ledit Expofant & fes ayans caufe pleinement & paifiblement, fans fouffrir qu'il leur foit fait aucun trouble ou empêchement. Voulons qu'à la copie des Préfentes, qui fera imprimée tout-au-long au commencement ou à la fin dudit Ouvrage, foi foit ajoutée comme à l'original. Commandons au premier notre Huiffier ou Sergent fur ce requis, de faire pour l'exécution d'icelles, tous Actes requis & néceffaires, fans demander autre permiffion, & nonobftant clameur de Haro, Charte Normande, & Lettres à ce conttraires : Car tel eft notre plaifir. DONNÉ à Paris, le vingtunième jour du mois de Décembre, l'an de grace mil fept cent quatre-vingt-cinq, & de notre Régne le douzième. Par le Roi en fon Confeil.

LE BEGUE.

Régiftré fur le Régiftre XXII de la Chambre Royale & Syndicale des Libraires & Imprimeurs de Paris, n°. 436, fol. 458, conformément aux difpofitions énoncées dans la préfente Permiffion ; & à la charge de remettre à ladite Chambre les neuf Exemplaires prefcrits par l'Arrêt du Confeil d'Etat du 16 Avril 1785. A Paris, le 23 Décembre, 1785.

GUEFFIER, Adjoint.

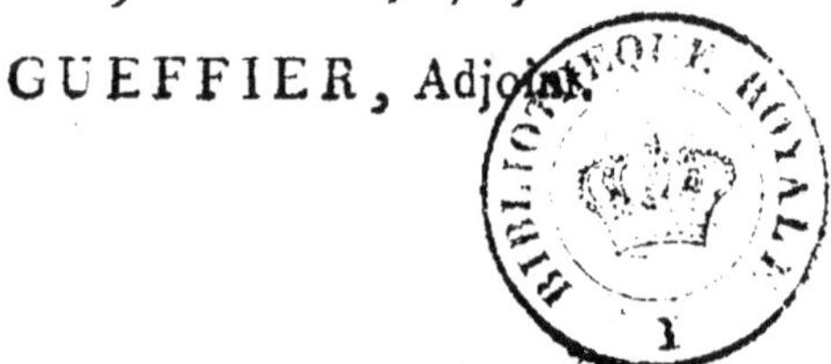

De l'Impr. de CL. SIMON, Imprimeur de Monfeigneur L'ARCHEVÉQUE, rue S. Jacques, N°. 27.